诊断性心导管检查手册

Pocket Guide to Diagnostic Cardiac Catheterization

诊断性心导管检查手册

Pocket Guide to Diagnostic Cardiac Catheterization

原　著　Andro G. Kacharava
　　　　Stephen D. Clements
　　　　A. Maziar Zafari

主　译　张　钲　彭　瑜

译　者（以姓名汉语拼音为序）：
　　　　高鑫宇　李　超　李　路　马红利
　　　　马彦鹏　牛镜磊　牛小伟　彭　瑜
　　　　王润青　王毅博　徐吉喆　杨珍珍
　　　　姚　瑶　张　钲　周斌鹏
译者单位：兰州大学第一医院心脏中心

北京大学医学出版社

ZHENDUANXING XINDAOGUAN JIANCHA SHOUCE

图书在版编目（CIP）数据

诊断性心导管检查手册/（美）安朱·G·卡查罗弗，
（美）斯蒂芬·D·克莱门茨，（美）A·马茨·扎法瑞原著；
张钲，彭瑜主译. —北京：北京大学医学出版社，2017.11
　书名原文：Pocket Guide to Diagnostic Cardiac Catheterization
　ISBN 978-7-5659-1635-9

　Ⅰ.①诊…　Ⅱ.①安…②斯…③A…④张…⑤彭…　Ⅲ.①
心导管插入－手册　Ⅳ.①R540.4-62

　中国版本图书馆 CIP 数据核字（2017）第 163297 号

北京市版权局著作权合同登记号：图字：01-2017-3590

Chinese Translation ⓒ 2017 Peking University Medical Press

Translation from the English Language Edition
Copyright ⓒ 2016 Andro G. Kacharava，Stephen D. Clements Jr.，A. Maziar Zafari

All Rights Reserved

Published by arrangement with Cardiotext Publishing LLC，Minneapolis，
Minnesota U. S. A.

诊断性心导管检查手册

主　　译：张　钲　彭　瑜
出版发行：北京大学医学出版社
地　　址：（100191）北京市海淀区学院路 38 号　北京大学医学部院内
电　　话：发行部 010-82802230；图书邮购 010-82802495
网　　址：http://www.pumpress.com.cn
E - mail：booksale@bjmu.edu.cn
印　　刷：北京强华印刷厂
经　　销：新华书店
责任编辑：高　瑾　畅晓燕　　责任校对：金彤文　　责任印制：李　啸
开　　本：710mm×1000mm　1/16　　印张：14.75　　字数：252 千字
版　　次：2017 年 11 月第 1 版　2017 年 11 月第 1 次印刷
书　　号：ISBN 978-7-5659-1635-9
定　　价：118.00 元
版权所有，违者必究
（凡属质量问题请与本社发行部联系退换）

译者前言

1929 年德国医生 Forssmann 的创新探索拉开了人类心导管介入治疗的序幕。2017 年是 Gruentzig 教授首次进行经皮腔内冠状动脉成形术（PTCA）40 周年纪念，我院心导管室建立至今也有 20 年历史。随着中国人群心血管疾病患病率的逐年攀升，心血管介入医学也进入快速发展时期。大量年轻医生加入了这个行列，住院医师和专科医师规范化培训都将诊断性心导管检查作为心血管疾病诊疗的基础内容，然而国内目前尚缺乏这方面较为全面、而又简明易懂的手册类参考书籍。

Emory 大学医学院的心血管疾病中心是连续多年稳居全美前十位的顶级医疗中心之一，对现代心血管疾病诊治的贡献具有悠久光辉的历史。早在 20 世纪 40 年代，James Warren 和 Eugene Stead 教授在这里进行了全世界第一例诊断性心导管检查术。20 世纪 50～80 年代中期，心血管协会主席 Hurst 教授组织编写了被誉为心血管病教科书鼻祖的《赫斯特心脏病学》。1980 年，冠状动脉成形术的创始人 AndreasGruentzig 教授，在这里首创了冠状动脉血管成形术中心。直到今天，Emory 都是公认的介入心脏病学的创始中心之一，并作为血管成形术国际培训研发中心而享誉全球。这本由 Emory 大学心导管室的几位专家共同编写的手册主要是面向心导管室培训的介入医生和所有开始学习心导管知识的人员。该书内容简洁、图文并茂，通过阅读本书可以迅速掌握心导管检查的基础知识，全面了解心导管检查的相关临床诊断价值，是广大心血管临床医师常备的快速查阅手册，同时也可以作为医学生和研究生了解心血管介入诊疗的参考书。

本书主译曾在美国克利夫兰心脏中心接受过系统的心血管专业培训，并且亲身经历了近十余年国内心血管介入迅速发展，译者也均为具有心血管介入专业知识的临床医师。但由于时间和经验所限，文中难免存在疏漏和错误，恳请读者批评指正。在翻译中，我们尽力忠实于原著，但是由于中美两国在介入诊疗器材上的选择不同，我们对很多专用器材保留了英文原名。需要指明的是中美在医疗工作规范、疗效标准等方面都存在差异，可以借鉴原书中的观点和方法，同时结合我国医疗实践来进行学习。

最后，感谢北京大学医学出版社的工作人员在编审过程中所做的大量耐心和细致的工作，是他们的工作保证了本书高质量的出版。

张钲

2017 年 9 月

原著序

诊断性心导管检查和血管造影术的临床价值 30 年以来一直被低估，这是我们介入医生的问题！

介入心脏病学的蓬勃发展导致单纯的诊断性导管检查面临被淘汰。随着无创影像技术的快速发展，不需要导管检查就能解释很多临床问题，但仍存在很多无创影像技术不能解决的问题；诊断性导管检查不仅必要，通常也是最具诊断价值、性价比最高的检查方法。

我在制订最近的心血管专科医师核心培训计划（COCATS）的过程中强调了导管检查培训的重要性，事实上，不管受训学员未来是否选择介入心脏病亚专科，心导管检查都是培训的基础。现在导管室轮转的学员需要在有限的培训时间内掌握如何有效和安全地进行介入手术并学会对结果的判读。作为他们导师的介入心脏病学专家，可能也仅仅将诊断性导管操作当成介入——这一最令学员感兴趣的治疗性导管技术的开场白而简单带过。

《诊断性心导管检查手册》（这个言简意赅的标题），可使学员在进入导管室的第一天加快适应过程，对讲授的内容更加容易理解。作者之中，成为我的同事已有 40 多年的 Clements 一直致力于门诊诊断性心导管检查的应用。尽管所有介入心脏病学专家都会进行诊断性导管操作，但单纯的诊断性导管检查的内容对学员来说特别有价值。

本书从诊断性心导管检查最初的开拓性探索历程到最先进的技术方法，让读者全面了解导管检查方法。强调各种不同技术的导管操作方法是从几十年的经验中总结出来的，非常有价值。读者会发现文中图片精美而且简明易懂。

我们的一个学员曾送我一张印有"真正的男人使用多功能导管"的保险杠贴纸。由于大多数教学中都是仅讲述预成型的导管进行冠状动脉造影的方法，有些人可能会发现多功能导管这一章与众不同。1972 年，我在 Emory 大学引入了这种技术，多年来教授了数百名学员。我更愿意采用多功能导管技术的原因在于它顽强的生命力。虽然在主动脉根部多功能导管的操作技巧掌握起来确实比较困难，但它没有预成型导管使用时的那些局限性。

　　作者们致力于安全有效地进行诊断性心导管检查，并且将他们的经验总结成册。这本手册应该成为导管室学员的主要学习工具，并且成为他们在整个职业生涯中进行导管操作或解读导管检查结果的工具书。

——Spencer B. King Ⅲ，MD，MACC

原著前言

　　我撰写《诊断性心导管检查手册》的想法是在进行主治医师培训的早年形成的。尽管那时老师想方设法要给学员提供一个完善的教学环境，但在繁忙的心导管室，教学质量仍需改善。作为第一年的主治医师，我们通过病例讨论、向高年资主治医师寻求指导，阅读心脏导管手术和介入性心脏病学的教科书来弥补这些不足。大多数专业教科书都可以供我们借阅，但时间对于低年资主治医师来说非常紧张；我们试图找到一种更有效率的心脏导管室工作方法，并迅速掌握核心技术内容。面临的困难之一是专业心导管术教科书都是大部头。普通心脏内科主治医师需要掌握的心脏导管技术，其核心内容和关键技巧却分散在各种临床心脏病学及亚专科的教科书中。从实用角度出发，非常需要一部"手册"能使学员找到和回顾这些隐藏在大部头教科书中的实践操作知识。

　　这本手册以分步介绍和易于理解的方式尽心撰写，可以指导和解释各种有创心脏病学和心脏导管手术的实际操作步骤。我们旨在通过"手册"为学员提供实用的知识，使他们在心导管室日常的复杂工作中得到学习。心导管室的轮转有时是令人恐惧的，我们旨在使轮转从一开始就成为能够学到实用知识和技能的培训过程。

　　为了创作这本手册，我们全面收集了关于心导管手术的实用内容，从介入性心脏病学教科书、医学杂志中收集多种操作规范，并提炼我们在不同心导管室的个人手术经验。在这些心导管室，我们与学员和同事们肩并肩工作。该手册的独特之处在于其有一个附有多功能导管操作的视频剪辑的特殊章节，旨在强调多功能导管在心脏导管插入术中的作用和技术的通用性——这是在 Emory 大学心脏导管室中开发的，被一代代人讲授和学习的技术。

　　该手册的主要目标是为进入心导管室学习的全世界的心血管专科医师提供实践指南，这些关键的心导管技术也是作者们多年来不断学习和讲授的内容。普通心内科医师在教学医院或私立医院开始独立执业时，这本手册可以作为他们快速参考的工具书，心导管室技术人员和护士也可以从中获得与日常工作相关的实用知识。然而，这本手册并非旨在取代教科书。强烈推荐学员和心导管室的其他专业人员从教科书中系统学习相关知识以保证高质量的临床实践和提高患者安全性。

最后，我们要向工作在 Emory 大学教学医院的学员和心血管专科医师们表示感谢，特别感谢亚特兰大退伍军人管理医学中心和 Emory 大学医院心导管室的学员和我们伟大的工作人员，鼓励我们撰写这本手册。我们特别要感谢我们的家属、老师和同事的支持和鼓励。我们感谢 Peter Block 博士对本手册提出的宝贵意见和全面评价，特别感谢 Donn Johnson 先生在医学插图方面的技术支持。我们深切感谢 Jeanne Dow 女士对该手册的技术准备以及我们的出版商 Michael Crouchet 先生在实现我们这个小梦想过程中所做的宝贵努力。

我们希望这本袖珍指南能够达到它的目的，并欢迎提出改进教学水平的建议。

Andro G. Kacharava，MD，PhD

Stephen D. Clements Jr.，MD

A. Maziar Zafari，MD，PhD

缩略语表

2D	two-dimensional	二维
3D	three-dimensional	三维
3D-RCA	three-dimensional right coronary artery	三维右冠状动脉
ACC	American College of Cardiology	美国心脏病学会
ACLS	advanced cardiovascular life support	高级心血管生命支持
ACT	activated clotting time	活化凝血时间
AHA	American Heart Association	美国心脏协会
AL	Amplatz left	Amplatz 左导管
AMVL	anterior mitral valve leaflet	二尖瓣前叶
AO	aorta	主动脉
AoV	aortic valve	主动脉瓣
AP	anterior posterior＝PA	前后位
AR	Amplatz right	Amplatz 右导管
AV	atrioventricular or arteriovenous	房室或动静脉
AVA	aortic valve area	主动脉瓣口面积
BP	blood pressure	血压
BSA	body surface area	体表面积
CABG	coronary artery bypass graft	冠状动脉旁路移植术
CAD	coronary artery disease	冠状动脉疾病
Cath	catheterization	导管术
CBC	complete blood count	全血细胞计数
CI	cardiac index	心脏指数
CO	cardiac output	心输出量
CTA	computed tomographic angiography	CT 血管造影
CVP	central venous pressure	中心静脉压

DBP	diastolic blood pressure	舒张压
ECG	electrocardiogram	心电图
EF	ejection fraction	射血分数
ESC	European Society of Cardiology	欧洲心血管学会
Fr	French	源于法语，是导管的单位
HF	heart failure	心力衰竭
Hgb	hemoglobin	血红蛋白
HR	heart rate	心率
IABP	intra-aortic balloon pump	主动脉内球囊反搏泵
IJ	internal jugular	颈内静脉
IMA	internal mammary artery	内乳动脉
INR	left ventricular end-diastolic volume index	左心室舒张末期容积指数
IVC	inferior vena cava	下腔静脉
JL	Judkins left	JL 导管
JR	Judkins right	JR 导管
LA	left atrium or left atrial	左心房
LAB	laboratory	实验室
LAD	left anterior descending	左前降支
LAFB	left anterior fascicular block	左前分支传导阻滞
LAO	left anterior oblique	左前斜位
LBBB	left bundle branch block	左束支传导阻滞
LCA	left coronary artery	左冠状动脉
LCB	left coronary bypass	左冠状动脉旁路
LCC	left coronary cusp	左冠状动脉窦
LCCA	left common carotid artery	左颈总动脉
LCX	left circumflex	左回旋支
LIMA	left internal mammary artery	左内乳动脉
LL	left lateral	左侧位
LM	left main	左主干
LPA	left pulmonary artery	左肺动脉
LPFB	left posterior fascicular block	左后分支传导阻滞

LSA	left subclavian artery	左锁骨下动脉
LV	left ventricle	左心室
LVEDP	left ventricular end-diastolic pressure	左心室舒张末压
LVEDV	left ventricular end-diastolic volume	左心室舒张末期容积
LVEDVI	left ventricular end-diastolic volume index	左心室舒张末期容积指数
LVEF	left ventricular ejection fraction	左心室射血分数
LVESV	left ventricular end-systolic volume	左心室收缩末期容积
MAP	mean arterial pressure	平均动脉压
MET	metabolic equivalent of task	代谢等效值
MP	multipurpose	多功能
MV	mitral valve	二尖瓣
MVA	mitral valve area	二尖瓣口面积
NCC	noncoronary cusp	无冠状动脉窦
NHLBI	National Heart，Lung，and Blood Institute	国家心肺和血液研究所
NS	normal saline	生理盐水
NSTEMI	non-ST-elevation myocardial infarction	非 ST 段抬高型心肌梗死
PA	posteroanterior	后前位
PAC	premature atrial complex	房性期前收缩
PAP	pulmonary artery pressure	肺动脉压力
PAWP	pulmonary artery wedge pressure	肺动脉楔压
PCI	percutaneous coronary intervention	经皮冠状动脉介入治疗
PDA	posterior descending artery	后降支动脉
PLV	posterior left ventricular	左心室后支
Pp	pericardial pressure	心包压力
PSI	pounds per square inch	磅/平方英寸
PT	prothrombin time	凝血酶原时间
PTCA	percutaneous transluminal coronary angioplasty	经皮腔内冠状动脉成形术
PTT	partial thromboplastin time	部分凝血活酶时间
PVC	premature ventricular complex	室性期前收缩
PVR	pulmonary vascular resistence	肺血管阻力
Qp	pulmonary blood flow	肺血流量
Qs	systemic blood flow	体循环血流
RA	right atrium or right atrial	右心房
RAA	right atrial appendage	右心耳
RAO	right anterior oblique	右前斜位
RAP	right atrial pressure	右心房压力

RBBB	right bundle branch block	右束支传导阻滞
RCA	right coronary artery	右冠状动脉
RCB	right coronary bypass	右冠状动脉旁路
RCC	right coronary cusp	右冠状动脉窦
RIJ	right internal jugular	右颈内静脉
RIMA	right internal mammary artery	右内乳动脉
RPA	right pulmonary artery	右肺动脉
RV	right ventricle	右心室
RVEDP	right ventricular end-diastolic pressure	右心室舒张末期压力
RVOT	right ventricular outflow tract	右心室流出道
RVP	right ventricular pressure	右心室压力
SA	sinoatrial	窦房
SBP	systolic blood pressure	收缩压
SCAI	society of cardiac angiography and intervention	心脏血管造影与介入学会
STEMI	ST-elevation myocardial infarction	ST 段抬高型心肌梗死
SV	stroke volume	每搏量
SVC	saphenous venous graft	隐静脉桥
SVG	superior vena cava	上腔静脉
SVI	stroke volume index	心搏容量指数
SVR	systemic vascular resistance	全身血管阻力
t-PA	tissue-plasminogen activator	组织纤溶酶原激活剂
TTE	transthoracic echocardiography	经胸超声心动图
TV	tricuspid valve	三尖瓣
VF	ventricular fibrillation	心室颤动
VSD	ventricular septal defect	室间隔缺损
VT	ventricular tachycardia	室性心动过速

Dr F. Mason. Sones 规则 *

1. 诚实
2. 追求完美
3. 寻求专家指导
4. 不要仅仅读或者写，要学会理解和应用
5. 不要计算
6. 不要依靠小聪明
7. 不要看时间
8. 不要重复不确定的实验
9. 注意力集中于面对的问题
10. 简化问题
11. 做出决定
12. 与人沟通

* 1958 年 10 月 30 日在美国克利夫兰诊所，F. Mason. Sones 医生 (1918—1985) 在同事 William Proudfit 医生的指导下，进行了第一例 "选择性" 血管造影[1]。

Sones 医生于 1982 年 9 月 9 日在一封给 Willis Hurst 医生的信中写道：

"当开始在主动脉内注射造影剂时，我惊讶地发现右冠状动脉很清晰地显影并意识到导管头端进入了右冠状动脉内。

最初，我们只是很庆幸没有出现严重的并发症。接下来的几天里，我开始想这次意外的发现有可能是导管技术的一个发展方向，并且是我们一直在寻找的发展方向"[2]。

参考文献

1. Sheldon WC. F. Mason Sones, Jr. Stormy petrel of cardiology. *Clin Cardiol.* 1994;17(7):405-407.

2. Hurst JW. History of cardiac catheterization. In *Coronary arteriography and angioplasty* (Eds. King SB III, Douglas JS Jr). New York: McGraw-Hill; 1985; 6.

目　　录

第一章

心导管术的简要历史

"如果想要掌握事物的全部，必须先了解它的来源和发展过程。"

——亚里士多德

心导管操作的历史

翻开这本"口袋指南"第一页，读者可能会问："在学习如何进行心导管检查时我真的需要阅读这一章吗？理性答案是："不"。不过，请感性一次；不要跳过这些页面。你能够从中看到有关人类好奇心和勇气的精彩故事，以及医生、科学家的奉献精神和不为临床与科学教条所限的对工作的追求。这些都为新一代研究者将导管手术从诊断变为治疗手段奠定了基础。

没有人可以准确地说出人类是从何时开始对血管和心腔插管感兴趣的。但是有记录表明古埃及、希腊和罗马人使用中空的芦苇或棕榈叶做成的管道研究尸体心脏瓣膜的功能[1]。几个世纪后的 1733 年，英国生理学家 Stephen Hales 在马的身上使用黄铜管和玻璃管进行了第一次动脉血管导管置入[2]。1844 年，肛肠科医生 Claude Bernard 用水银温度计经颈动脉和颈静脉对动物左、右心室进行了插管[3]。Adolph Fick 在 1870 年提出了一篇精彩的关于血流计算的说明，开启了心脏血流动力学的实验时代[4]。最后，1929 年在德国的埃伯斯瓦尔德，Werner Forssmann 对自己的肘前静脉进行了插管，并在胸部 X 线指引下将导尿管送入右心房并记录了其位置[5]。1941 年，Andre Cournand 和 Dickinson Richards 开始利用右心导管研究心输出量，1956 年他们和福斯曼一起被授予诺贝尔生理学或医学奖。

Lewis Dexter 在 1948 年发现通过楔形导管进入肺动脉远端分支记录左心房压力是可行的[6]。20 世纪 60 年代末，Jeremy Swan 和 William Ganz 则利用尖端带球囊、血流引导的漂浮肺动脉导管进入右心以持续监测血流动力学改变[7]。Ganz 通过改良，使导管可以用热稀释法测量心输出量。1947 年在克利夫兰诊所工作的 Henry Zimmerman，被认为是首先将左、右心导管术结合的第一人[8]。1952 年，瑞典的 SvenIvar Seldinger 提出了一个简单明了的经导丝插入导管的想法，它彻底改变了动脉和静脉插管的方法[9]。1958 年，克利夫兰诊所的 Mason Sones 开发了一种选择性冠状动脉插管的技术[10]。1966 年，Melvin Judkins 介绍了他经股动脉选择性冠状动脉造影的方法，随后普及了他发明的第一个预成型左冠状动脉导管和右冠状动脉导管，以简化每个冠状动脉口的选择性插管过程[11]。Kurt Amplatz 于 1967 年开发了自己的预成型冠状动脉导管[12]。在 20 世纪 60 年代末期，Fred Schoonmaker 和 Spencer King 开发了一种使用改进的 Sones 型导管的单导管技术，并在 1974 年发表了其研究结果[13]。

1964 年，Charles Dotter 和 Melvin Judkins 通过使用同轴导管将有动脉粥样硬化阻塞病变的外周动脉扩张到 12～14 Fr 导管的大小[14]。1973 年，Werner Porstmann[15] 和 Eberhard Zeitler[16] 分别独立发表了使用球囊技术扩张血管的数据，最后 Andreas Roland Gruentzig 在 1977 年为一名左前降支中段 85％狭窄的 38 岁男性患者成功地施行了首例经皮冠状动脉球囊扩张术，自此便开启了精彩的介入心脏病学时代的大门[17]。

参考文献

1. Miller SW. *Cardiac angiography.* Boston, MA: Little, Brown; 1984.

2. Hales S. *Statistical essays, containing haemastaticks.* Vol 2. London: W Innys, R Manby, T Woodward; 1733.

3. Cournand AF. Cardiac catheterization: development of the technique its contributions to experimental medicine, and its initial applications in man. *Acta Med Scand.* 1975;579(suppl):7-32.

4. Fick A. Über die Messung des Blutquantums in den Herzventrikeln. Sitzungsber. *Phys-Med Ges Würzburg;* 1870.

5. Forssmann W. Die Sondierung des rechten Herzens. *Klin Wschr.* 1929;8:2085-2087.

6. Dexter L, Hayes FW, Burwell CS, Eppinger EC, Sagerson RP, Evans JM. Studies of congenital heart disease: II. The pressure and oxygen content of blood in the right auricle, right ventricle, and pulmonary artery in control patients, with observations on the oxygen saturation and source of pulmonary 'capillary' blood. *J Clin Invest.* 1947;26:554-560.

7. Swan HJC, Ganz W, Forrester J, Marcus H, Diamond G, Chonette D. Catheterization of the heart in man with use of a flow directed balloon-tipped catheter. *N Engl J Med.* 1970;283:447-451.

8. Zimmerman HA, Scott RW, Becker NO. Catheterization of the left side of the heart in man. *Circulation.* 1950;1:357-359.

9. Seldinger SI. Catheter replacement of the needle in percutaneous arteriography: a new technique. *Acta Radiol.* 1953;39:368-376.

10. Sones FM Jr., Shirey EK, Proudfit WL, Westcott RN. Cine-coronary arteriography (Abstract). *Circulation.* 1959;20:773.

11. Judkins MP. Selective coronary arteriography: a percutaneous transfemoral technique. *Radiology.* 1967;89:815-824.

12. Wilson WJ, Lee GB, Amplatz K. Biplane selective coronary arteriography via percutaneous transfemoral approach. *Am J Roentgenol.* 1967;100:332-340.

13. Schoonmaker FW, King SB. Coronary arteriography by the single catheter percutaneous femoral technique. Experience in 6800 cases. *Circulation.* 1974;50:735-740.

14. Dotter CT, Judkins MP. Transluminal treatment of arteriosclerotic obstruction: description of a new technique and a preliminary report of its application. *Circulation.* 1964;30:654-670.

15. Portsmann W. Ein neuer Korsett-Ballonkatheter zur transluminalen Rekanalisation nach Dotter unter besonderer Berücksichtigung von Obliterationen an den Beckenarterien. *Radio Diagn.* 1973;14:239-244.

16. Zeitler E. Percutaneous treatment of arterial blood circulation disorders of the extremities using a catheter. *Radiologe.* 1973;13(8):319-324.

17. Gruentzig A. Transluminal dilatation of coronary-artery stenosis [Letter]. *Lancet.* 1978;1:263.

第二章

心导管室

"任何足够高超的技术都近乎魔术。"

——Arthur C. Clarke

导管室设备

大多数导管室由两个独立的房间组成。控制室用来监测患者的生命体征、血流动力学和心电图变化情况，手术医生可以在这里讨论治疗计划并完成最后的手术报告。与控制室相连的是主导管室（图 2.1）。

检查床固定在地面上，也可以悬挂于天花板的一端，它可以被摇动、上升或下降。以检查床为中心的 C 型臂是导管室的影像发生器。C

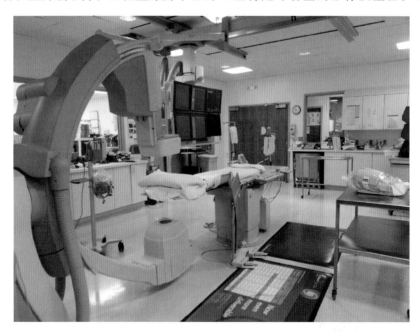

图 2.1 现代心脏导管室

4

型臂的底端是 X 射线源，由一个 X 射线发生器和一个 X 线球管组成。C 型臂的顶端是一个产生高清数字化影像的平板影像增强器。其他导管室内的重要设备包括（但并不限于）：主动脉内球囊反搏泵、配备除颤器的急救车。在导管室内需要进行有创血压监测，心脏收缩产生的压力波形由一个与充满液体的管道相连的压力传感器转化为监视器上可见的电子信号。另一个需要的设备就是用来快速注射大量造影剂的高压注射器。

导管室需要配备一组相关人员。一位监护人员负责在控制室持续记录患者的生命体征、心电图、血流动力学指标，在出现任何异常变化时通知术者。这个职位应该由熟悉心脏血流动力学和心电图的心脏专科护士或导管室放射技师来担任。另一位巡回护士负责监护 O_2 饱和度、CO_2 分压和无创血压，在手术过程中护理患者、协助口服和静脉给药。刷手上台的助手由专业的心血管技师或经过培训的心血管护士担任，直接协助术者铺单、注射造影剂及进行冠状动脉内给药。

造影剂

造影剂在心导管室用来进行血管内和心腔内造影。造影剂根据其渗透压和黏度分为两种类型，离子型和非离子型。在室温下造影剂都是高黏度的，但当将其加热到 37℃ 时黏度就会大大下降。第一代造影剂是高渗透压单体离子型造影剂，渗透压最高能达到 1800 mOsmol/kg；第二代造影剂是所谓的"低渗型"单体非离子型造影剂，渗透压在 800 mOsmol/kg；最后发展到第三代等渗型造影剂，渗透压为 300 mOsmol/kg[1]。造影剂含碘，而碘是一种有效的 X 线吸收剂，所以造影剂是不透射线的。所有的造影剂分子都源于苯酸，研究发现将碘离子与苯环结合可以从肾完全排除并且避免人体吸收过量的碘或产生毒性反应。造影剂所致的急性肾损伤是最重要的造影剂相关化学毒性反应[2]。其他毒性反应还包括恶心、呕吐、面部潮红以及注射造影剂时的疼痛反应[1]。大量使用造影剂（＞100 ml）与造影剂相关肾病发病风险增加相关。但是在高危患者中即使使用较少剂量的造影剂（＜50 ml）也有可能造成急性肾衰竭而需要透析治疗。包括皮疹、荨麻疹、血管神经性水肿、低血压、冠状动脉痉挛和支气管痉挛在内的其他非特异性反应，主要是继发于造影剂所致的血管活性物质释放[1]。在进行造影的患者中有 0.05%～0.1% 会发生这种过敏反应，它和造影剂的使用量及其中碘的浓度没有相关性。一般来说，有哮喘、支气管痉挛、非特异反应病史的患者发生过敏反应的风险会增加。除了过敏反应和化学毒性反应之外，造影剂还会引起包括心率、血压、左心室压力和每搏量在内的血流动力学指标的变化[1]。高渗离子型造影剂会降低收缩压和舒张压，降低左心室收缩力和增加血容量，这类造影剂较等渗型造影剂更容易造成注射时的疼痛和烧灼感。掌握造影剂的相关知识使得心血管医生可以"个体化"地使用造影剂以降低使用造影剂的相关风险。

辐射的暴露与防护

在导管室内进行的手术不可避免地要接触射线。X 线由 X 线发生器内的离子加速后静止产生。X 线以千瓦时为产生的强度单位。X 线的质量则是由可以穿透的组织的密度来定义的。美国健康评定组织联合委员会（JCAHO）将在射线引导下的手术操作超过 15 Gray 最大皮肤剂量（即患者皮肤某一局部接受的最大照射剂量）定义为报警事件[3]。在进行造影检查时，射线从检查床下的 X 线球管直接向上发出。X 线向上穿过患者的身体被 C 型臂顶端的影像发生器捕获。射线直线传播直到碰到其他物体从而影响它的传导路线和质量。分散的射线也叫作散射线，主要被工作人员被动吸收。散射线可以被测量、检测甚至控制，需要知道的是在进行斜位照射时射线量最大也最危险。还需要记住的是采集照相产生的射线量只是电影采集影像产生的射线量的四分之一。成年人冠状动脉造影的照相时间平均在 10～20 min。电影采集的辐射量取决于每一帧的放射线剂量和造影的时间。

如果不进行射线剂量安全性测量，工作人员接受的射线量有可能会对其造成伤害[4]。每个导管室都应该遵循心脏造影和介入治疗委员会（SCAI）制定的标准放射治疗指南。减少辐射的三个基本参数是防护、时间和距离（表 2.1）[5]。

丙烯玻璃/铅屏和铅床围是导管室的标准安全防护配置。这些配置为工作人员提供了除铅衣、铅眼镜、围脖等自身防护之外的散射线防护。这些防护设备应该每年定期检查有没有断裂。可以通过使用短时间照相而避免长时间持续的电影透视来减少暴露时间。最后，接受放射的物体与放射源的距离的平方与放射线强度成反比。除了总的暴露时间外，产生的散射线的总量与未被干扰的源射线的质量和数量及它所穿过的组织的密度直接相关。在使用正规设备的情况下，一个造影检查中有 10 min 的透视时间和 1 min 的电影时间（总的暴露量≈7 mSv）被公认为是安全的[6]。美国人群每年每人平均受到的背景辐射量约为 3 mSv。

表 2.1　减少辐射策略

针对患者和手术医生

1. 只有在需要的时候使用射线。
2. 限制电影、放大模式和高帧数透视。
3. 限制大角度 X 射线照射，缩短与影像增强器的距离。
4. 尽量使用校准仪并且实时监测射线量。

特别针对患者

1. 尽量升高检查床，使射线避开患者肢体。
2. 变换射线角度避免同一部位皮肤被持续照射。

特别针对手术医生

1. 尽量拉大患者及 X 线球管与操作者之间的距离。
2. 将检查床上方和下方的防护放在合适的位置。
3. 任何时候都避免进入影像采集区域。
4. 使用维护良好的放射线屏蔽护具。

初学者进行 10 个诊断性造影检查所接受的辐射量约等于拍 1～3 张 X 线片的辐射量。一个忙碌的心血管介入医生如果使用正确的技术和防护措施，每年接受的辐射量约为 2～4 mSv。通过将影像增强器尽量接近患者、避免使用过大的角度、避开高密度的腹部组织和脊柱、打开电影采集时的光阑使射线增加量较少并使用平板影像增强器（这需要对设备更为精密的控制）来减少透视次数，可以最大程度地减少辐射量（总透视次数的 15％ 都是术者未看到影像而造成的无效采集）。除此之外，强烈建议避免使用不必要的角度，使用尽可能低的帧数，减少使用放大影像的次数[4·6]。如果可以通过非介入手段获得相关的信息，就可以避免进行左心室或者主动脉造影等附加检查。官方的建议是在进行所有介入手术时都佩戴两个放射剂量采集器，其中一个应该佩戴在铅裙内以测量个体受到辐射的剂量。如果仅佩戴一枚，那么需要佩戴在铅围脖上。

参考文献

1. Pasternak JJ, Williamson EE. Clinical pharmacology, uses, and adverse reactions of iodinated contrast agents: a primer for the non-radiologist. *Mayo Clin Proc.* 2012;87(4):390-402.

2. Seeliger E, Sendeski M, Rihal CS, Persson PB. Contrast-induced kidney injury: mechanisms, risk factors, and prevention. *Eur Heart J.* 2012;33(16):2007-2015.

3. Sentinel Event Policy and Procedures. http://www.jointcommission.org/ Sentinel_Event_Policy_and_Procedures/.

4. Best PJ, Skelding KA, Mehran R, et al. SCAI consensus document on occupa-

tional radiation exposure to the pregnant cardiologist and technical personnel. *Catheter Cardiovasc Interv.* 2011;77(2):232-241.

5. Chambers CE, Fetterly KA, Holzer R, et al. Radiation safety program for the cardiac catheterization laboratory. *Catheter Cardiovasc Interv.* 2011;77(4):546-556.

6. Fazel R, Gerber TC, Balter S, et al. Approaches to enhancing radiation safety in cardiovascular imaging: a scientific statement from the American Heart Association. *Circulation.* 2014;130(19):1730-1748.

第三章

介入相关器械

"了解不同工具的优缺点，事半功倍。"

——匿名

经皮穿刺针

主要有两种不同类型的经皮穿刺针：标准一次性 Seldinger 穿刺针及标准直接前壁穿刺针。标准一次性 Seldinger 穿刺针的斜面较钝并可在其尾部连接一根导丝。标准直接前壁穿刺针的斜面较 Seldinger 穿刺针的斜面缓且在其根部没有如导丝等第二种组件。Seldinger 穿刺针又分为带针柄及不带针柄两种（图 3.1）。

长约 3 英寸，直径 1.270 mm（0.049 英寸）的穿刺针可以使带 3 mm J 型头直径 0.89 mm（0.035 英寸）的导丝顺利通过。应用直接前壁穿刺针的主要优点是可以降低穿刺点出血和避免同时穿透血管后壁形成血肿。这对于心导管术中完全肝素化抗凝的患者来说是一个很大的优势。可在直接前壁穿刺针连接一 12 ml 注射器尝试建立中心静脉通路。如果穿刺的股静脉较细、存在钙化、迂曲或拟行穿刺的患者正在使用抗凝药物，可以选择较细小的穿刺针来减少穿刺并发症的风险。微创穿刺包（Cook Medical，Inc.，Bloomington，IN）包括一个 21 号穿刺针和一个 4 Fr（1 Fr＝0.33 mm）鞘管（图 3.2）。

虽然较小的针可以缩小穿刺孔径约 50％以上，但没有明确的证据表明微创穿刺包可以减少血管并发症[1-2]。在高危操作中较为困难的单个动脉或静脉穿刺可以使用特殊的超声引导穿刺针[3-4]。

导引导丝

导引导丝是 Seldinger 的经皮进入血管理念的基础[5]。导引导丝有不同的形状（直头或 J 型头）、直径、长度和结构。大多数的介入医师

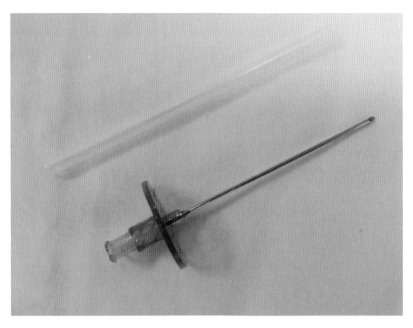

图 3.1 标准前壁穿刺针（Cook Medical 公司）与 Seldinger 穿刺针（未显示）相比针尖斜面角度更大

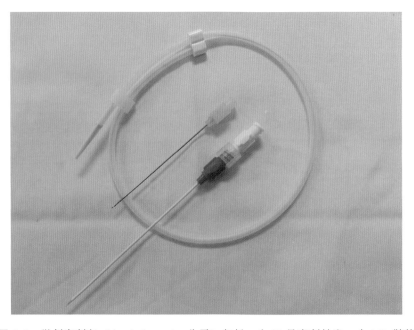

图 3.2 微创穿刺包（Angiodynamics 公司）包括一个 21 号穿刺针和一个 4 Fr 鞘管

在行血管穿刺时均选择灵活的 0.89 mm（0.035 英寸）或 0.97 mm（0.038 英寸）的 J 型头导丝，它较少引起血管夹层的发生（图 3.3）。

桡动脉穿刺或支撑头端带球囊的肺动脉导管时首选 0.53 mm（0.021 英寸）或 0.63 mm（0.025 英寸）的直头导丝。在通过严重狭窄的主动脉瓣时主要应用直头、柔软尖端导引导丝。导引导丝分为长（120～150 cm）、短（30～45 cm）两种，长度选择主要取决于鞘管的类型和长度。超长导引导丝（250～300 cm）主要用途是避免在更换导管过程中反复穿过迂曲血管和（或）病变血管。大多数导引导丝的一般结构都由相似的三部分构成：位于远端灵活的缠绕式尖端；可活动的在远端呈阶梯式或锥形变细的中心不锈钢钢丝；贯穿整个导引导丝及可减少血栓形成与摩擦的外部亲水涂层。为了顺利通过严重狭窄病变和（或）迂曲的外周血管，通常需要使用具有良好调节力的 Zipwire 超滑亲水涂层导引导丝（图 3.4）。

有些操作者在导引导丝远端应用锁定装置辅助更好地操纵导引导丝。在行血管穿刺时并不推荐应用超滑导丝，因为其可能从穿刺针中滑入并遗失在血液循环系统中。此外，穿刺针的尖端可能将超滑导丝表面的聚氨酯剥脱。

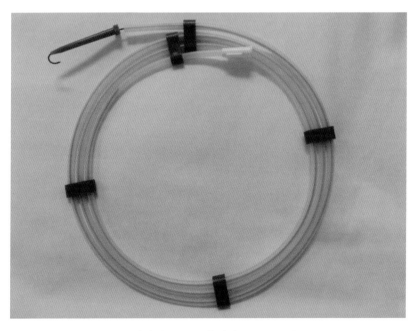

图 3.3　选择柔软的 0.035 英寸或 0.038 英寸直径的 J 型头导丝（Cook Medical 公司）可以减少血管夹层的风险

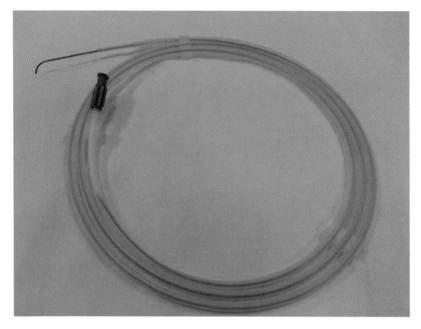

图 3.4 Zipwire 导丝（Boston Scientific 公司）是一种带亲水涂层的超滑导丝

血管鞘管与扩张管

血管鞘管是心导管术的重要组成部分（图 3.5）[6]。

一般所有血管鞘管都带有一个由聚四氟乙烯或聚乙烯制成的、可移除的硬质扩张器。这些鞘管的长度、直径和硬度各不相同，但都有一个共同的结构，即带三通开关的侧管和止血保护阀/膜。侧管的三通开关可分别用于血液抽吸、鞘管冲洗、药物注射和血压监测。止血保护阀/膜同样具有重要功能，过紧会阻碍引导导管的旋转，过松则会导致回血。

当止血阀过紧时，术者应用湿润的纱布经常保持引导导管的湿润。主要根据患者的病史及手术操作的目的来选用合适的血管鞘管。诊断性心导管检查通常使用 4～6 Fr 的血管鞘管。在放置鞘管后如果有临床需要可以更换或升级为更大直径的鞘管。有 6 cm 至 45 cm 不同长度的鞘管可供选择。一般来说，较长的血管鞘管用于预防桡动脉通路血管痉挛或使迂曲的髂股血管变直，同时改善对诊断性导引导管的控制。某些类型的鞘管具有较高的抗弯折性，可以减少异常迂曲血管或患者因故改变体位带来的血管损伤风险。另有一种特殊的鞘管——Terumo 的 Pinnacle

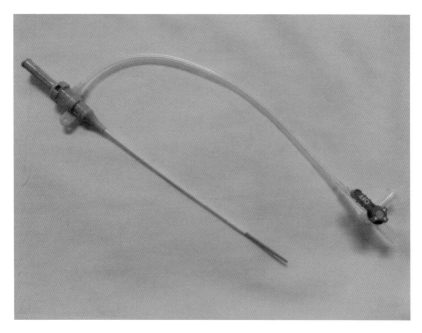

图 3.5 Term Pinnacle 鞘管（Terumo Medical 公司）是心导管手术中使用的一种血管鞘管

鞘管（图 3.5），它有着非常平滑的鞘管和扩张管间的过渡，可用于对钙化血管或涤纶人工血管的穿刺。

导管

导管的结构、直径、长度、构型以及是否存在侧孔等特点各有不同[6]。简单来讲，导管可分为两大类：用于右心系统的导管和用于左心系统的导管。右心系统导管可以进一步细分为两组：具有和不具有尖端球囊血流导向的导管。大多数尖端球囊血流导向导管在导管远端具有胶乳球囊，在心导管检查时当导管头端通过鞘管后可以充气 2 ml。双腔温度稀释法尖端球囊导向 Swan-Ganz 导管应用热稀释法测定患者心输出量（图 3.6）[7]。这种导管有多个内腔用来监测远端和近端的压力，热敏电阻探头位于距离远端尖端 4 cm 处。近端开口也用于注入造影剂（大多数情况下为冷盐水）。另外两个具有侧孔的腔可以放置用于临时起搏的右心房和右心室导线。

Berman 尖端球囊导向造影导管不具有端孔，但有多个侧孔以防止高压注射造影剂时导管的反冲（图 3.7）。

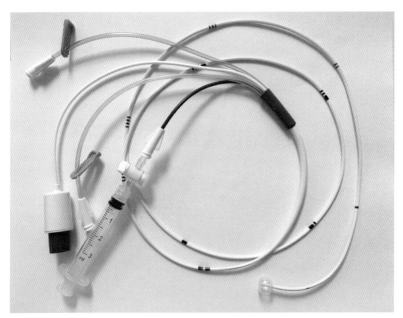

图 3.6 Swan-Ganz 漂浮导管（Arrow International 公司）头端带有球囊，距离头端 4 cm 处有一个热敏电阻探头，可以用双腔温度稀释法同时测量导管远端和近端的压力

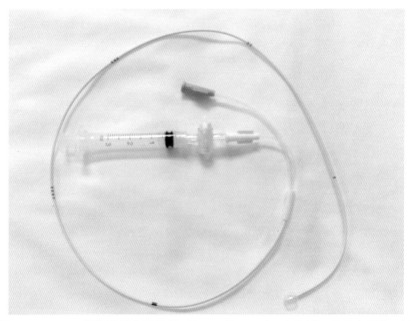

图 3.7 Berman 球囊漂浮造影导管（Arrow International 公司）有多个侧孔，可以防止经导管注射造影剂时的反冲

在行右心导管术时单孔多功能导引导管尖端并没有球囊，可用于血液采样和压力监测。Grollman 猪尾血管造影导引导管具有弯曲的尖端，使其更容易进入肺动脉并进行肺动脉造影（图 3.8）。

造影导管具有多个侧孔可以稳定、高流量注入造影剂，更有利于心室造影及大血管造影。猪尾导管（6-Fr、110 cm 长；图 3.9）具有卷曲的头端、直或者成角的远端段以及 4 或 6 个侧孔和 1 个端孔。成角猪尾导引导管通常应用在左心室造影中，而远端段较直的猪尾导引导管通常用于主动脉造影。其他血管造影导引导管如 Schoonmaker-King 多功能导管（2 个侧孔和 1 个端孔）或 NIH 导管（具有 2 个或 4 个侧孔而没有端孔）更便于通过肱动脉或桡动脉行左心造影术（图 3.9）。

诊断性冠状动脉造影导引导管具有不同长度（80～125 cm），外径（4～6 Fr）、弯曲类型（第一弯曲、第二弯曲、第三弯曲）、头端臂长（3.7～6.2 cm、JL 3.5 至 JL 6）。同样诊断性冠状动脉造影导引导管可分为两大类：预成型导管（Judkins、Amplatz、Tiger 及 coronary bypass）（图 3.10 A-C）和未塑型导管（Sones、Schoonmaker-King）（图 3.11）。

所有预成型导管的主要优点是容易进入正常位置的冠状动脉开口或冠状动脉旁路移植血管。这些导管需要较少的手术技巧、学习起来更为方便。使用未塑型和多功能导管（Sones、Schoonmaker-King）需要更多的经验和手术技巧（详见第 7 章）。

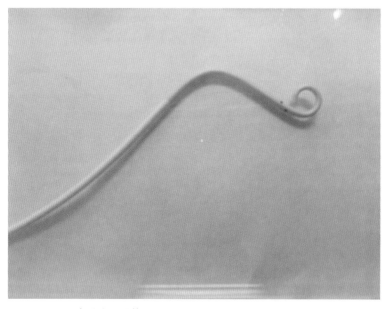

图 3.8　Grollman 猪尾造影导管（Cordis Medical 公司）头端成角，方便进入肺动脉

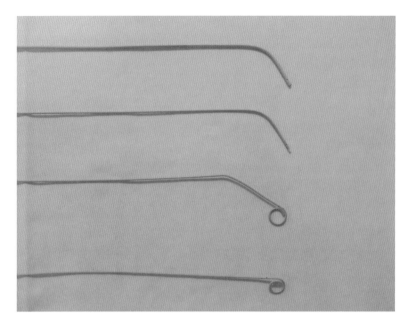

图 3.9 经桡动脉或肱动脉途径进行左心室造影时，操控性较好的导管有 NIH 导管（图顶部），多功能导管（第二个），成角猪尾导管（第三个）和直头猪尾导管（图底部）（Cordis 公司）

　　导管更换次数与血栓栓塞并发症的风险直接相关。当术者掌握多功能导管的使用方法后，将能够使用单导管行左右冠状动脉、全部冠状动脉旁路移植血管造影以及行压力测量和左心室造影，从而避免多次更换导引导管。导管的选择最终取决于对患者的安全性、术者经验、血管穿刺点的选择以及对冠状动脉和冠状动脉旁路移植血管解剖学知识的了解。

三联三通系统

　　这种重要的塑料装置是任何心脏导管术不可或缺的一部分（图3.12）。三联三通管类型不同，但是该装置的主要目的是将压力监测系统与生理盐水冲洗装置及造影剂装置连通起来。为了完成上述功能，三联三通管需要具有 3 个或 4 个旋转开关。第一个旋转开关连接压力传感器，第二个旋转开关连接生理盐水冲洗装置，第三个旋转开关与造影剂装置连接在一起。第四个旋转开关连接方式多变，有些术者将其连接到废液体收集装置上；有些术者将其与装满硝酸甘油注射液的 5 ml 注射

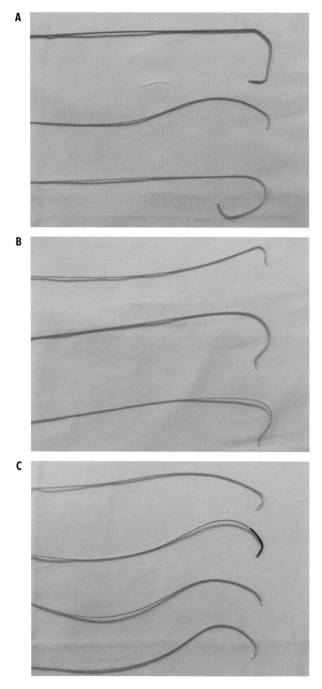

图 3.10 预成型导管包括：**A.** Tiger（Terumo 公司）导管，JR 和 JL 导管；**B.** 改良的 AR 或 AL 导管；**C.** IMA 和 COBRA 冠状动脉桥血管造影导管（Cordis 公司）

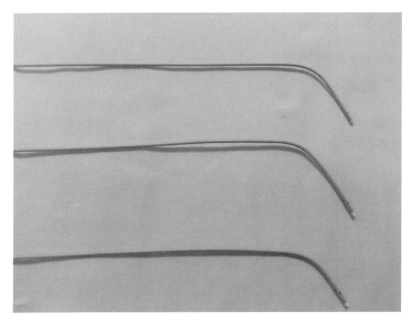

图 3. 11 使用多功能导管（Schoonmaker-King，Sone2 和 1）（Cordis 公司）需要更多的经验和技巧

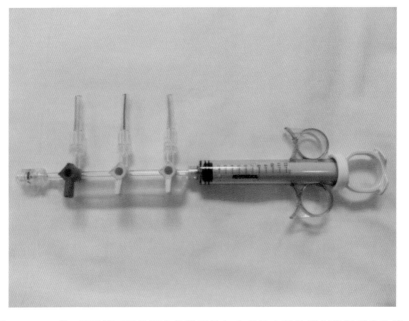

图 3. 12 三联三通导管可以将压力检测系统与生理盐水及造影剂注射系统连接。通常尾端与 12 ml 的注射器（CPT 公司）相连

器连接起来，在行冠状动脉造影时可按需行冠状动脉内注射[8]。该装置很好地解决了冠状动脉内注射硝酸甘油前和后需要反复断开并重新连接注射器的繁杂过程。

三联三通管的远端主要连接在导引导管或血管鞘管侧端上，近端大多连接到 10～12 ml 的注射器上。

参考文献

1. Ambrose JA, Lardizabal J, Mouanoutoua M, et al. Femoral micropuncture or routine introducer study (FEMORIS). *Cardiology*. 2014;129(1):39-43.

2. Pradhan A, Abbott JD. Improvements in transfemoral catheterization access techniques. *Cardiology*. 2014;129(1):36-38.

3. Byrne RA, Cassese S, Linhardt M, Kastrati A. Vascular access and closure in coronary angiography and percutaneous intervention. *Nat Rev Cardiol*. 2013;10(1):27-40.

4. Sheth RA, Walker TG, Saad WE, et al. Quality improvement guidelines for vascular access and closure device use. *J Vasc Interv Radiol*. 2014;25(1):73-84.

5. Seldinger SI. Catheter replacement of the needle in percutaneous arteriography: a new technique. *Acta Radiol*. 1953;39:368-376.

6. Casserly IP, Messenger JC. Technique and catheters. *Cardiol Clin*. 2009;27:417-432.

7. Chatterjee K. The Swan-Ganz catheters: past, present, and future. A viewpoint. *Circulation*. 2009;119:147-152.

8. Howard B, Kacharava AG. Proposal of manifold variation for use during cardiac catheterization. *Cath Lab Digest*. 2013;21(4):2.

第四章

心导管术前准备

"勤奋是好运之母。"

——Benjamin Disraeli

规则的作用

　　谨慎细致的术前准备可以将心导管术的主要和次要并发症发生率降低到最低限度[1-2]。第一，手术预约医生要提供所预约手术的指征并且随时准备好答复患者的问询。第二，执行手术的介入心脏医生需要有扎实的理论基础：①掌握手术的常见适应证及并发症，②掌握术前及术后风险因素的处理方法，以及③术中可能出现的难点和并发症的类型以及怎样去处理它们。第三是一个不成文的规定，术者需要花时间检查和评估患者，研究纸质或电子病历，回顾既往的冠状动脉造影图像和压力曲线手术报告等。手术安全性和患者满意程度是认真完成这些工作最好的奖励。

　　一个介入心脏病医生永远不能在以下情况时犹豫：

1. 在术前评估过程中如果重要数据丢失，那么应将择期手术延期。
2. 如果需要，可在术中任何步骤向一位同行寻求建议或帮助。
3. 如无手术指征，则取消手术，并与手术预约医生讨论此病例。

阅读冠状动脉造影图像和压力曲线的原则

1. 注意心脏造影图像中的人工装置（起搏器、导丝、起搏/除颤导线、胸骨缝合线、人工瓣膜）和所有部位（血管、心包、瓣膜、瓣环）的钙化。
2. 决定心导管类型和 French 型号来评估冠状动脉血管尺寸。
3. 判定视角：
   a. 寻找脊柱：如果脊柱在屏幕左边，视角是右前斜位（RAO）；如果在屏幕右边，视角是左前斜位（LAO）；如果在屏幕中间，视角是后前位（PA）。

    b. 如果脊柱不可视，寻找导管升段，如果升段在屏幕左边，视角是 RAO；如果在屏幕右边，视角是 LAO；如果在屏幕中间，视角是 PA。

    c. 如果脊柱和导管升段看不清楚，注意屏幕上肋骨方向，如果是从左到右，视角是 RAO；如果是从右到左，视角是 LAO。

    d. 如果脊椎和导管升段看不清楚，观察导管远段，如果导管尖端完全越过升段，视角是 RAO；如果导管远段靠近或刚好接触到导管升段，视角是 PA；如果导管远段远离升段，形成我们所描述的敞开式鱼钩状，视角是 LAO。

    e. 如果胸骨在屏幕最左边可见，视角是左侧位。

    f. 决定视角的头位和足位，观察屏幕上膈的比例：如果较大部分膈可见，则是头位，如果不可见，则是足位。如果这条原则没有帮助，观察这一角度上显影最佳的血管：当左回旋支下降，和钝缘支一起暴露清楚，并且无其他血管重叠时，视角是足位。相反，当左前降支和对角支暴露清楚，左回旋支向上重叠而不能很好暴露，视角是头位。

    g. 关于右冠状动脉，头位适合观察后三叉、右冠状动脉远端及后降支。足位视角很少用于右冠状动脉的常规造影诊断。

4. 当决定冠状动脉狭窄程度时，应整合所有视角，将它们和正常的相邻参考血管段及导管尺寸进行比较。偏心性狭窄可能在有些角度中表现为正常。回顾并描述病变：它的复杂性，是否存在钙化、夹层和血栓，病变血管的位置和长度。还要描述管腔不规则程度和模式，心外膜血管痉挛造成的血流动力学变化以及是否存在心肌桥。描述冠状动脉血流情况和造影剂是否滞留。记录侧支循环的来源和终点，是否存在动静脉瘘、动脉腔内漏（arteriocameral）等异常交通支。

5. 借助除造影数据外的血流动力学数据来帮助判断冠状动脉开口的狭窄程度。

6. 如果有之前的造影结果，需要进行对比。

7. 判断心律，记录描记速度，压力刻度，基于同步心电图记录压力曲线描记的时间。

8. 结合患者的临床表现来解释血流动力学波形。

    实验室数据的标准组套包括：全血细胞计数，血清电解质，血清肌酐和凝血参数［凝血酶原时间（PT）/凝血活酶时间（PTT）/国际标准化比值（INR）]——应检查，回顾，必要时修正。所有患者需要用 21 号针头建立一个结实、稳固的静脉通道，完善术前心电图。行长效胰岛素治疗的患者应将晚间胰岛素剂量减半，停用早晨正常剂量，经常监测血糖水平，适当用短效胰岛素控制血糖。口服降糖药物治疗应在手术当天停药直到术后开始进食时。建议术前 4～6 h 和术后 4～6 h 用 0.45% 或 0.9% 的生理盐水给予患者水化处理。同样，患者应在手术当天停用非类固醇类药，必要时停用利尿剂和 ACEI 类药物。对先前有造影剂过敏史的患者术前停用 β 受体阻滞剂（以防需要用肾上腺素来治疗复发性过敏反应）。预防性使用抗生素不是常规指征，在考虑应用抗生素的极少案例中，抗生素的选择是基于它对常见皮肤病原体的有效性，应在术前 30～60 min 给药。如果选用的是氟喹诺酮或者万古霉素，应在术前 2 h 给药。

第四，患者未签署知情同意书是手术绝对禁忌证。在进行知情告知时应当对计划进行的手术操作以简单易懂的方式解释给患者，清晰讲述手术的风险及获益，恰当回答所有与手术相关的问题。手术知情同意书应由 24 h 内未行任何镇静治疗的患者来签署。如果患者无法签署知情同意书，应由对患者健康负责的永久代理人来签署。

第五，完成上述准备后，对于择期手术最佳的下一步工作应该是和参与手术的心导管室团队进行病例讨论。在手术开始前应该完成术前准备、用药或预约特殊检查的记录。

如果术者遇到下列问题之一怎么办？

心导管室应用镇静剂的不良反应

通常联合给药是静脉内给予咪达唑仑和芬太尼。这些药物是短效的，可滴定的，并且有拮抗剂。镇静效应起效快，在附加剂量使用前就可以观察到。相比于其他阿片类药物，芬太尼引起的组胺释放的作用最小，它注射后低血压发生的概率也很低。咪达唑仑的心血管效应在镇静剂量时是极小的。预防过度镇静和呼吸抑制的关键是正确使用药物，应密切监测患者的生命体征、脉搏血氧饱和度、二氧化碳曲线，尤其是在年龄较大的患者中。患者缺乏对言语刺激的反应通常是即将发生呼吸抑制的征象。在过度镇静的最初征象发生时，应保护气道，适量吸氧，静脉给予 0.4 mg 纳洛酮和 0.4 mg 氟马西尼来拮抗镇静效应，必要时重复给药。如果 10 mg 纳洛酮和 5 mg 氟马西尼不能解救过度镇静的表现，应考虑其他措施。应每隔数小时观察接受拮抗剂的患者，以防再次发生镇静效应。氟马西尼给药可导致癫痫，尤其是在有潜在癫痫疾病或苯二氮䓬类药物依赖的患者中更容易出现。

局麻药或造影剂的过敏反应

　　局麻药可被分为两组：酰胺类和酯类。酰胺类（英文字母中包含两个 i）组包括利多卡因、布比卡因、罗哌卡因。酯类（英文字母中包含一个 i）组由普鲁卡因、氯普鲁卡因、丁卡因组成。酯类是可致敏的对甲基苯氨酸的衍生物。然而，酰胺类局麻药不是同类复合物的衍生物，使用多瓶药剂时某些患者可能会对瓶中包含的一种叫对羟基苯甲酸甲酯的防腐剂（结构上与对甲基苯氨酸相似）产生过敏反应。术者应在病历中记录患者发生过敏反应的局麻药类型，并用其他种类药物替代。如果造成过敏的局麻药未知，建议择期手术前预防性使用苯海拉明和泼尼松，或在急救案例中不使用局麻药而是用更高剂量的阿片类镇痛药和苯二氮䓬类药物。和由 IgE 介导的真性过敏反应相反，造影剂反应是对其直接成分过敏和（或）肥大细胞激活的结果，也被认为是一种过敏反应[3]。在这种类型的反应中，循环血中嗜碱性粒细胞和组织肥大细胞释放血管活性物质。既往有造影剂反应病史的患者和有遗传性过敏反应如哮喘的患者中，造影剂反应发生的风险升高。这类患者可从事先静脉内给予类固醇和抗组胺药的方案中获益，如在心导管术前 12 h、6 h、1 h 口服泼尼松 40～60 mg，联合术前 12 h、1 h 苯海拉明 25～50 mg 给药。术前 12 h 和 1 h 可选择性给予口服 H_2 受体阻滞剂。普遍误解是，相比于任何一种特应性皮炎的个体或对其他食物过敏的患者，对贝类过敏的患者发生造影剂过敏反应的风险升高。海鲜过敏和造影剂反应的联系被认为是碘，但是，碘和碘化物都是小分子，并不能引起过敏反应。贝类过敏的罪魁祸首被认为是原肌球蛋白，而与碘无关[4]。

　　过敏反应的程度分为轻度（Ⅰ级：恶心、打喷嚏、头晕），通常不需要治疗；中度（Ⅱ级：荨麻疹、皮肤瘙痒、寒战、发热），治疗上静脉给予 25～50 mg 苯海拉明，可以选择联用 50 mg 雷尼替丁加 20 ml 生理盐水，给药时间 10 min 以上；重度（Ⅲ级：支气管痉挛、喉痉挛或水肿、低血压休克、血管神经性水肿、偶发高血压、心律失常和肺水肿），弹丸式注射 10 mg/ml 肾上腺素（1 ml 1：100 000 稀释液加 9 ml 生理盐水中）直到血压回升，然后以 1～4 mg/min 滴速维持期望血压值，常规 1～3 L/h 生理盐水中加入 50～100 mg 苯海拉明和 200～400 mg 氢化可的松静脉给药，加压面罩吸氧，沙丁安醇雾化吸入，必要时气管内插管；也可选择雷尼替丁 50 mg 加入 20 ml 生理盐水中静脉给药 10 min 以上。Ⅲ级过敏反应是最严重的并发症，心导管室的工作人员应熟悉现行高级心脏生命支持（ACLS）指南，以便更快速、有效地解决问题。

其他局麻药和造影剂的不良反应

利多卡因过量可使既往无癫痫疾病发作史的患者发生癫痫。注射造影剂后出现恶心、呕吐等化学毒性反应比较常见，通常给予止吐剂可有效解决（例如静脉注射 25～50 mg 异丙嗪）。

参考文献

1. Sanborn TA, Tcheng JE, Anderson HV, et al. ACC/AHA/SCAI 2014 health policy statement on structured reporting for the cardiac catheterization laboratory: a report of the American College of Cardiology Clinical Quality Committee. *Circulation.* 2014;129(24):2578-2609.

2. Patel MR, Bailey SR, Bonow RO, et al. ACCF/SCAI/AATS/AHA/ASE/ASNC/HFSA/HRS/SCCM/SCCT/SCMR/STS 2012 appropriate use criteria for diagnostic catheterization: American College of Cardiology Foundation Appropriate Use Criteria Task Force Society for Cardiovascular Angiography and Interventions American Association for Thoracic Surgery American Heart Association, American Society of Echocardiography American Society of Nuclear Cardiology Heart Failure Society of America Heart Rhythm Society, Society of Critical Care Medicine Society of Cardiovascular Computed Tomography Society for Cardiovascular Magnetic Resonance Society of Thoracic Surgeons. *Catheter Cardiovasc Interv.* 2012;80(3):E50-E81.

3. Pasternak JJ, Williamson EE. Clinical pharmacology, uses, and adverse reactions of iodinated contrast agents: a primer for the non-radiologist. *Mayo Clin Proc.* 2012;87(4):390-402.

4. Schabelman E, Witting M. The relationship of radiocontrast, iodine, and seafood allergies: a medical myth exposed. *J Emerg Med.* 2010;39(5):701-707.

第五章

血管穿刺

"好的开始是成功的一半。"

——毕达哥拉斯

经皮血管穿刺

为了减少潜在并发症的发生率，拟行经皮血管穿刺的过程中需要遵循一定原则[1-3]。所有的操作者必须遵循以下三个原则：①对患者既往病史的充分了解；②熟悉对穿刺部位的解剖结构；③注意术前对患者心血管方面的检查，特别需要予以关注的是穿刺血管远端是否搏动和搏动的强弱，动脉穿刺部位是否存在杂音，以及是否存在间歇性跛行的相关特征等。穿刺部位的选择取决于两个方面，即患者的特点和操作者的习惯（表5.1）[4-6]。主动脉瘤性疾病并不是经股动脉路径穿刺的绝对禁忌证，但是这类患者一般推荐选择经肱动脉或桡动脉路径进行穿刺。

股动脉路径

右侧以及左侧股动脉均为经皮诊断性心导管术的常用穿刺部位。如果有明确的腹主-髂-股动脉人工血管置换手术病史，严重的腹主动脉瘤以及周围血管疾病患者建议避免采用股动脉路径。此外在可闻及杂音的股动脉搏动减弱伴有牵涉股、臀肌肉病变的间歇性跛行病史患者中，同样应避免采用股动脉路径。在双侧股动脉均适合穿刺置管的情况下，由于操作方便通常优先选择右侧股动脉作为穿刺部位。穿刺部位的体毛需提前使用电动剃刀或脱毛膏脱去。两侧腹股沟区也需要消毒铺巾。操作者需准确识别一些解剖学标志例如髂前上棘和耻骨。非肥胖患者上述两个解剖学标志的连线即为腹股沟韧带的大致区域，动脉搏动的最强点通常位于腹股沟韧带中、内三分之一至二分之一的位置（图5.1）。将蚊嘴钳的尖端放置在预穿刺部位并获得股骨头的透视影像（尤其是对于

表 5.1 　分别经桡动脉、肱动脉和股动脉路径行左心导管检查和造影的优缺点

	优点	缺点
桡动脉	• 降低出血风险 • 术后可立即活动 • 住院时间短 • 减轻患者痛苦	• 较长学习周期 • 技术方面难度大 • 辐射暴露增加 • 冠状动脉置管操作困难 • 应用桡动脉作为冠状动脉旁路移植术移植物的潜在问题
肱动脉	• 降低出血风险 • 术后可立即活动 • 住院时间短 • 减轻患者痛苦	• 较长学习周期 • 技术方面难度大 • 辐射暴露增加 • 上臂缺血风险增加
股动脉	• 技术方面难度小 • 冠状动脉置管操作容易 • 辐射暴露较少 • 左侧位投影较容易 • 易于到达内乳动脉	• 增加出血风险 • 术后活动延迟 • 患者不适

肥胖患者更应如此，因为此类患者腹股沟处的折褶走向可能会使穿刺血管的位置偏低）。在大多数成年人中，股动脉一般在股骨头的中间部位发出侧支，因此，理想的穿刺点应在股骨头中间部位之上，腹股沟韧带水平之下的位置。操作者将四指末端置于上述区域以定位动脉搏动最强点。接着将动脉搏动最强点置于另一只手的示指和中指指尖之间。具体做法是先用示指与中指指尖定位常规股动脉穿刺路径的大概位置，垂直于患者的腹股沟韧带缓慢分开双指，动脉搏动最强点即在双指指尖连线的中点。

　　首先应先告知患者可能有因局部麻醉而出现的腹股沟区针刺感以及伴随的烧灼感。定位穿刺部位后再进行皮肤局麻可以让术者使用最小剂量麻醉剂且更加准确地进行充分的局部麻醉。穿刺部位之上皮肤和浅表组织的局部麻醉使用 25 号针以及 1% 温热利多卡因溶液 5 ml（使溶液保温并使用碳酸氢钠以 10 : 1 的比例稀释可以减轻患者的不适）。如果患者体型偏瘦，上述麻醉就足够了。若患者体型较为肥胖，则应该使用 22 号针并额外增加 10 ml 麻醉剂。需要小心进行局麻注射的操作以避免将麻醉剂注入血管。若操作者在进行穿刺时患者仍能感觉到穿刺部位疼痛，可追加麻醉剂用量。如果疼痛感觉变得很尖锐且沿大腿向下放射，严禁追加麻醉剂用量，应立即撤出针头并重新向中间定位，避免损伤股神经。当组织完全麻醉后，有两种途径来将导管插入股动脉中（使用或

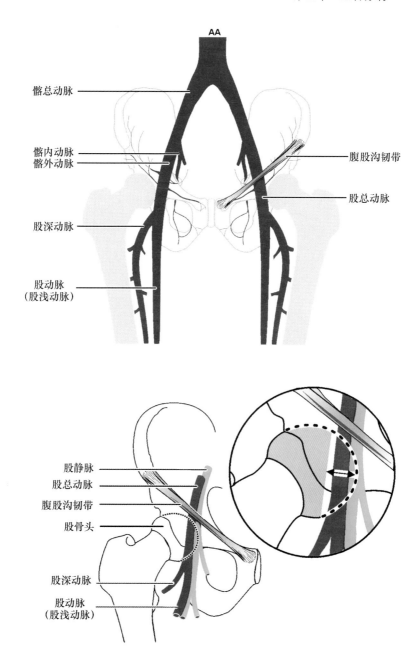

图 5.1　血管的解剖关系与骨盆的骨性标志

不使用之前创建的皮下穿刺通道）。穿刺方法的选择取决于术者的个人习惯，但最理想的目标是仅有一个动脉前壁的穿刺点。一种方法是，操作者用右手拇指和示指轻持 18 号（直径为 0.049 英寸）动脉穿刺针的针座，针尖斜面向上 45°经左手示指和中指之间在动脉搏动最强处上方刺入（图 5.2A）。操作者应充分考虑到患者的体型，因为体型可能会影响皮肤穿刺点与动脉进针点的水平距离，体型偏瘦的患者较体型偏胖的患者穿刺距离短。应该考虑这个距离以防止肥胖患者的穿刺点过高。当穿刺针尖端轻轻通过皮下组织时，操作者应尝试感受动脉前壁传播到针座的动脉搏动感。当感受到穿刺针上下移动时即提示到动脉前壁的穿刺路径是正确的，穿刺针应继续轻轻向下直到出现强烈跳动的血液喷出，这提示已成功进入动脉内腔。这时，操作者应避免继续向下穿刺。由针座的侧向移动能够了解穿刺针进针部位是动脉的中间还是两侧，是否需要回撤穿刺针。当穿刺针尖进入股动脉内腔后，通过穿刺针送入 0.035 Fr J 型头导丝至血管内腔（图 5.2B）。

　　用手术刀在穿刺针入口水平皮肤上做一小切口后撤出穿刺针，轻柔

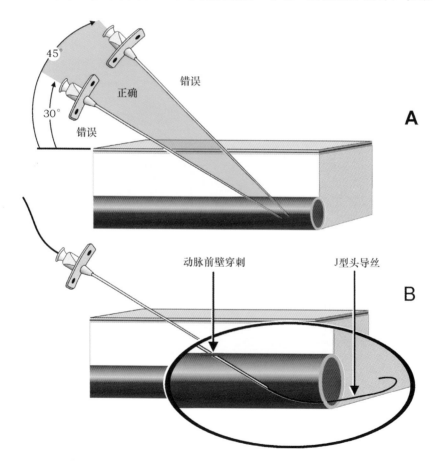

图 5.2　正确动脉进针角度（**A**）和导丝送入示意图（**B**）

旋转运动使动脉鞘管或扩张器经导丝进入血管内腔。动脉鞘管放置到位后即可撤出并清洗扩张器和导丝。经动脉鞘管回抽出大约 2～3 ml 动脉血液后，用 8～10 ml 生理盐水冲洗动脉鞘管。将三联三通管与动脉鞘管侧孔连接以记录股动脉压力。

　　使用 Micropuncture 穿刺针的操作方法如下：穿刺部位消毒并麻醉，使用 21 号针以斜 45°穿刺进入股动脉。穿刺点相对于股骨头不能过高也不能过低。当穿刺入动脉后，血液回流的搏动不会像使用 18 号针那样强烈。接下来，将 0.01 英寸尖端超滑导丝在透视指引下经穿刺针送入动脉。透视下导丝应该游离并且可以轻松移动以确保其位于血管内腔中。如果穿刺点的高度不是最佳，穿刺针和导丝很容易退出。穿刺点压迫止血 3 min 后，即可进行再次穿刺。当 0.01 英寸尖端超滑导丝进入髂动脉后，退出穿刺针。然后将 4 Fr Micropuncture 鞘管以及 3 Fr 扩张器通过导丝送入股动脉中。接着从动脉鞘管中撤出导丝以及扩张器，将一条 0.03 英寸的导丝通过 Micropuncture 鞘管送入腹主动脉。Micropuncture 鞘管即可更换为标准动脉鞘管。

肱动脉路径

　　右侧以及左侧肱动脉均为经皮诊断性心导管术的常用置管部位[7]。习惯使用 Judkins 导管的操作者通常选择穿刺左侧肱动脉，而习惯使用多功能导管的操作者则通常选择穿刺右侧肱动脉。选择右侧肱动脉穿刺，操作者可以避免左侧颈总动脉血流通路的潜在风险，操作时较为方便，且辐射暴露量较少。

　　对穿刺部位进行消毒铺单后，术者在肘前窝（动脉搏动最强点通常在其上 1 cm 处）之上轻轻触诊肱动脉远端（图 5.3）。动脉在这一水平走行表浅并且固定，这使得穿刺更加容易，并且在必要的时候还可以向着肱骨方向进行压迫止血。进一步的操作同股动脉穿刺。穿刺部位之上皮肤和浅表组织的局部麻醉使用 25 号针以及 1% 利多卡因溶液 3～5 ml。若操作者在进行穿刺肱动脉时患者仍能感觉到穿刺部位疼痛，可追加麻醉剂用量。如果疼痛感觉变得很尖锐且沿手臂向下放射，严禁追加麻醉剂用量，应立即撤出针头并重新向侧方定位，避免损伤正中神经。将导管插入肱动脉中，应该只在动脉前壁进行穿刺。有一些操作者习惯于使用微穿刺工具中的 21 号穿刺针，但是标准的 18 号穿刺针同样可以使用。余下的肱动脉穿刺步骤为常规步骤，同上文所描述的股动脉穿刺步骤相同。穿刺成功后尽快静脉给予 40 U/kg 体重肝素，将活化凝

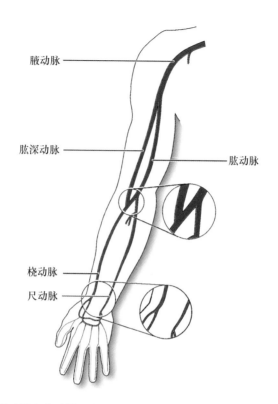

图 5.3 上肢肱动脉和桡动脉进针点示意图

血时间（ACT）保持在＞200 s 以避免动脉鞘管血栓形成。为了防止动脉痉挛，应通过鞘管侧管向动脉内注射 100～200 μg 硝酸甘油或者 3～5 mg 维拉帕米。

桡动脉路径

在穿刺桡动脉之前，应先进行 Allen 试验以检查患者的手掌弓循环是否完好[4]。为了提高试验的准确性，应该利用脉搏血氧饱和度监测以及体积描记法（plethysmograph）。操作者触诊患者的桡动脉及尺动脉进行试验前准备。将脉搏血氧饱和度监测器连接到患者的示指，观察和记录基线状态下患者体积描记波幅以及血氧饱和度的情况。患者需要抬起受试上肢并握拳，操作者压迫受试上肢的尺动脉及桡动脉，使体积描记的波幅消失。这个做法会使血液从手部排空。接着令患者将手放下，拳头张开，检查者放开尺动脉侧压迫。若≥10 s 手部的颜色还未恢复，则 Allen 试验结果阳性。在放开对尺动脉的压迫后，观察体积描记的波幅 2 min。体积描记的波幅消失没有恢复说明试验结果异常并提示不适于经桡动脉路径行导管插入，但近期的研究对这一结论存在质疑[8-9]。

当选择好穿刺部位之后，使患者的上肢外展，腕关节过伸并固定，常规消毒铺单。术者在操作开始时要告知患者。要求患者在操作过程中如果感到疼痛要及时告知术者。术者触诊桡动脉并定位动脉搏动最强点，这个动脉搏动最强点通常在桡骨茎突近端 1 cm 处，这个部位的动脉位置表浅并在需要的时候可以压迫止血（图 5.3）。接着将示指与中指的指尖置于动脉搏动最强点两侧。在这一点上，操作者手指指尖稍分开，保持在桡动脉路径上轻微、稳定的压力。穿刺部位之上皮肤和浅表组织的局部麻醉使用 25 号针以及 1% 利多卡因溶液 2~3 ml。穿刺桡动脉时，操作者用右手拇指和示指轻持 1.5 英寸（3.81 cm）、21 号针的针座（中指也可以用来抵住穿刺针），斜尖向上 45°角经左手示指和中指指尖之间在动脉搏动最强处上方刺入皮肤。

进穿刺针直到初始的搏动血流消失。接着缓慢回撤穿刺针观察直到搏动血流再次出现。当穿刺针尖进入动脉内腔之后，将 0.02 英寸（0.51 mm）的 J 型头短导丝通过穿刺针送入血管中。接着撤出穿刺针，将扩张器联同 5 Fr Terumo Pinnacle 动脉鞘管通过导丝送入血管内腔。为了防止动脉痉挛，应通过鞘管侧孔向动脉注射 3~5 mg 维拉帕米或者 100~200 μg 硝酸甘油。穿刺成功后应尽快静脉给予 40 U/kg 体重肝素以避免动脉鞘管血栓形成。

股静脉路径

左侧或者右侧股静脉是心导管室常用的诊断性右心导管检查的血管入路（图 5.4）。通常操作习惯于右侧股静脉穿刺。建议在穿刺置管前用血管超声确定股静脉和股动脉的位置[10]。在患者双侧腹股沟区备皮消毒和铺盖无菌巾后，用前述方法固定股动脉搏动位置。静脉穿刺点大约在股动脉搏动点内侧 1.0~1.5 cm，远端 1 cm 处。用装有 5 ml 的 1% 温热利多卡因溶液的注射器及 25 号针头对穿刺点皮肤及表皮组织进行局部麻醉。在穿刺点局麻后，用一个装有 2 ml 1% 利多卡因的 10 ml 注射器连接 18 号针头，尖端指向头侧，与额面成 45°~60°夹角以恒定的负压力向前进行穿刺。目标是仅穿入股静脉前壁。与此同时，术者其他手指应当柔和，用稳定的压力贴在股动脉走行的上方。当观察到注射器里有静脉血回流时，就将注射器角度调整到与皮肤成 30°角，停止抽吸，

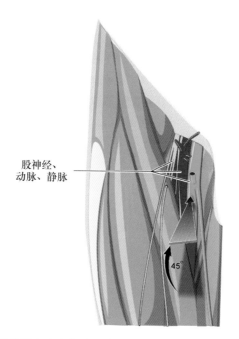

图 5.4 股静脉穿刺进针方向和角度示意图

以确认是否还有血液回流。将注射器与针头分离，然后术者确认血液回流是持续的而不是随脉搏搏动的。将 J 型头 0.035 英寸导丝通过针头插入血管并向前推移。拔出针头后，为了使 7～8 Fr 鞘管更易进入静脉，用手术刀在导丝入口处做一小切口。

在鞘管到位后，撤去扩张器和导丝，抽出 2～3 ml 静脉血，用 10 ml 生理盐水冲洗鞘管避免血栓形成。

颈静脉路径

右侧颈静脉经常被用作诊断性右心导管的血管入路，可以选择是否同时做心内膜心肌活检。术者应当摆好患者的体位并使之舒适，让患者处于 15°～30°的垂头仰卧位，并使头部轻微左偏。当为患者颈部做好消毒和铺无菌巾后，术者告诉患者手术开始，患者将感到颈部有手法压迫，而没有疼痛感。

颈静脉置管有 3 条标准方法，这里将要讨论最常用的内侧路径。建议在行穿刺插管前用血管超声确定颈静脉的位置[10]。

内侧路径

　　术者以胸锁乳突肌头端及右侧锁骨为解剖标志。为了更好地确定穿刺点，患者被要求用力抵抗旋转颈部的阻力。静脉穿刺点位于颈后三角区顶部。右侧颈内动脉能够在此处内侧触诊到（图 5.5）。

　　用装有 5 ml 1％温利多卡因溶液的注射器及 25 号针头对穿刺点皮肤及表皮组织进行局部麻醉。如果患者较瘦，这就足够对穿刺处进行局部麻醉了。否则需要 1 枚 22 号探测针头和另外的 5 ml 麻醉药来进行有效局部麻醉，以缓解 18 号针头穿刺时的疼痛。应当小心不要把麻醉药注入血管内。首先应当用连接着 5 ml 注射器的探测针头穿刺血管。应当在三角区顶部皮肤穿刺入该针头，该针头指向患者右髋部并与额面成 30°～45°角，以恒定的压力推进该针头。当插入 2～4 cm 时便穿刺成功。应当避免进一步插入针头。当静脉血回流入注射器时，1 枚连接着 5～10 ml 注射器的 18 号引导针头应当顺着探测针头穿刺路径穿入静脉。术者回抽 2 ml 静脉血并让患者缓慢而充分地呼气，然后屏住呼吸以再次确认 18 号针头的位置。术者撤去针头上连接的注射器，确定血液回流是持续的而不是随脉搏搏动的。J 型头的导丝通过该针头送入血管并向前推进。接下来的步骤和上述的股静脉路径相同。

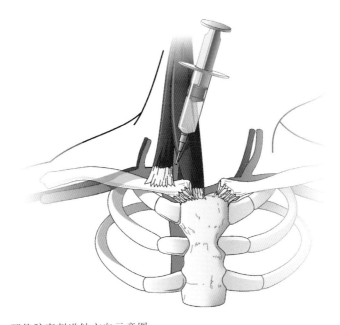

图 5.5　颈静脉穿刺进针方向示意图

锁骨下静脉路径

在心导管室，左侧或者右侧锁骨下静脉同样被用作诊断性右心导管检查的穿刺点。术者应当使患者舒适地仰卧，处于 $15°\sim30°$ 的垂头仰卧位，头部轻轻转向右侧，在双侧肩胛骨之间垫起毛巾卷。在患者右侧锁骨下做好消毒铺巾后，告知患者手术开始，然后患者会感受到手术区有手法压迫。为了一直控制好静脉穿刺针的方向，术者要使穿刺针头的斜面面向注射器的数字。有两种锁骨下静脉穿刺置管的标准方法：锁骨上和锁骨下。锁骨下的方法可以进一步细分为三种：外侧、中间和内侧法。下面详细讲述内侧的方法。

锁骨下中央部路径

术者确定右侧锁骨和胸骨上切迹的解剖标志（图 5.6）。锁骨全长被分为三部分：近端，中间，外侧。静脉穿刺点位于锁骨中点下方 $1\sim$ 2 cm 处。用装有 5 ml 1% 温利多卡因溶液的注射器及 25 号针头对穿刺点皮肤及浅表组织进行局部麻醉。为了对预计的穿刺进针区域有效麻醉，需要 1 枚 22 号针头和另外的 5 ml 麻醉药。

用 18 号针头以与皮肤成 $10°\sim15°$ 角、尖端指向锁骨的方向穿刺皮肤并向前推进，直到接触到锁骨。然后轻轻回撤针头，维持负压，在锁骨下缘的下方，向胸骨上切迹以平行于锁骨的方向向前推进。当看到静

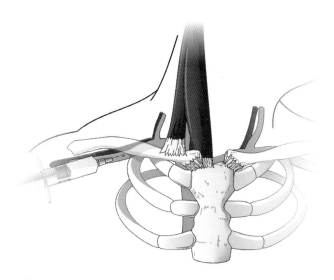

图 5.6 锁骨下静脉穿刺进针方向示意图

脉血回流入注射器时，术者要求患者缓慢而充分地呼气然后屏住呼吸。然后撤去针头上连接的注射器。术者确定没有搏动性的血液回流，将 J 型头的导丝通过该针头穿送入血管。接下来的步骤与前面所述的股静脉路径相同。

贵要静脉路径

右侧贵要静脉能够用作诊断性右心导管检查的血管入路。消毒皮肤，用装有 5 ml 1% 温利多卡因溶液的注射器及 25 号针头对穿刺点皮肤及浅表组织进行局部麻醉。在超声引导下，Micropuncture 针以 30°～45°角穿刺入肱静脉内侧支（图 5.7）。当静脉穿刺成功、静脉回流时，将 1 根超滑尖端的 0.01 英寸导丝在透视引导下通过该针头送入静脉并向前推进。导丝应当是能够自由移动的，这样就能确定导丝在血管腔内。当导丝送入贵要静脉后就撤出针头。接着将 1 根带着 3 Fr 扩张管的 4 Fr Micropuncture 鞘通过导丝进入贵要静脉并向前推进。然后撤去导丝和扩张管，更换 1 根常规的 0.03 英寸导丝插入 Micropuncture 鞘然后通过贵要静脉向前推进到达腋静脉。此后用标准的 4-7 Fr 鞘替换 Micropuncture 鞘。

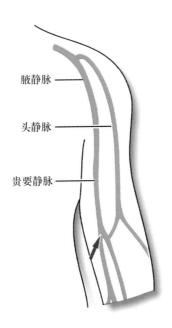

腋静脉

头静脉

贵要静脉

图 5.7 贵要静脉穿刺时的正确进针点

如果术者遇到以下问题该如何处理?

动脉穿刺时动脉血回流不良

血液回流不良可能由严重外周血管疾病，低心排血量，或者针头位置错误导致。针头位置正确时导丝可以在血管中通畅地移动，或者进行造影剂注射试验——在透视引导下少量造影剂通过针头注射入血管腔使之显影。术者遇到动脉血回流不良时，通常是由于针头尖端位置错误，位于血管内膜下、紧靠血管壁或者进入了小动脉分支。在这些情况下，通过针头继续向前推进导丝会感到阻力，术者不应再试图将导丝强行向前推进，而是在造影剂注射试验后重新调整针头位置。如果穿刺针进入了小动脉分支，应当撤出针头，然后以手法压迫 2～3 min 直到动脉停止出血。如果针头或者导丝引起血管内膜下夹层，就应该放弃该穿刺点，观察到患者肢体缺血的表现，就应当选择另一血管途径穿刺（图 5.8）。

J 型头导丝通过穿刺针向前推进时遇到阻力

有时尽管针头中动脉回血良好，但是导丝仍然不易推进。当通过钙化的动脉粥样硬化血管时这是一个常见问题。如果在撤回导丝后再次确认了通畅的搏动性血流，应当调整进针的角度和方向或者通过轻轻向前推进或者后撤来调整针头的位置。造影剂注射试验有助于调整针头的位置。通常导丝的软尖端在血管急转弯处或复杂的斑块处向前推进时会遇到这种问题。此时应撤出针头然后需要手法压迫穿刺点 2～3 min 直到动脉出血停止。术者不应当试图在穿刺针中通过亲水性的导丝，因为回撤导丝时可能会不小心损伤血管或者将导丝遗失在血管中。

J 型头导丝在通过已置入血管的鞘管时遇到阻力

即使在成功地获得动脉通路并放置鞘管之后，还可能存在阻碍导丝在鞘管内前进的问题。最可能的原因是鞘弯折（图 5.9A）。术者应稍微退出鞘并重新送入导丝。如果成功，将导管沿导丝送入，导管在血管腔内到位后，鞘被推进到原来的位置。或者可以用抗折鞘来代替。如果在鞘内输送导丝仍有阻力，操作者应重新检查血液回流。如果回血正常，下一步是冲洗鞘管，随后在 X 线透视下注射造影剂观察并根据影像结果做出决策。如果打折的鞘管不能变直，并且标准导丝无法穿过，则可以尝试使用较细的导丝。如果仍不能通过，将导管沿导丝尽可能送到鞘管打折处。将导管和导丝稍微撤回，有助于打折的导管变直，在处理长鞘的打折时，这种方法特别有用。

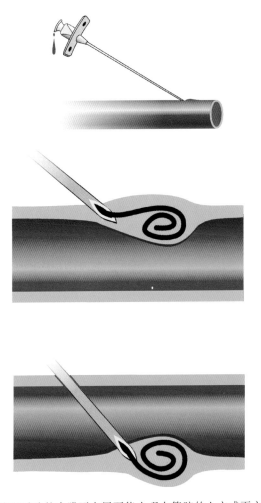

图 5.8 动脉前壁和后壁的内膜下夹层可能出现在管腔的上方或下方

如果没有回血，问题可能是鞘管已经从血管腔内脱出。必须拔出鞘管，并进行压迫止血。轻微回撤鞘管有时也能解决这个问题。其他原因可能是在导管的尖端或管内血凝块形成，在这种情况下，可以尝试通过将扩张器的尖端穿过鞘的止血阀，并施加吸力来吸出形成在护套中的凝块并维持鞘的进入位置。应尽量避免将扩张器尖端送出到鞘远端，因为这可能造成血管夹层或引起血凝块进入血管。经过所有努力仍无法维持血管入路时应撤去鞘管，并局部加压来止血。

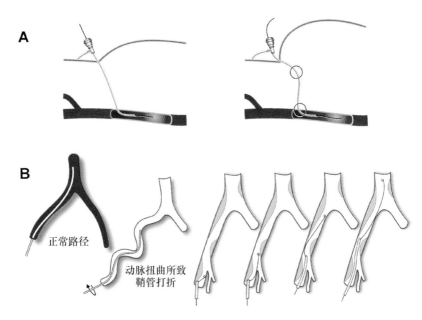

图 5.9 动脉穿刺时可能遇到的具有挑战性的情况

当通过血管时 J 型头导丝遇到阻力

股动脉作为血管入路时出现这个问题主要与髂股血管的迂曲和严重动脉粥样硬化病变有关（图 5.9B）。用 X 线观察导丝在血管内通过的路径时可以发现这些情况。将导管鞘尽量送至导丝能送入的长度，这时有可能只是部分血管鞘停留在血管内。放置好鞘管后，回抽血液，冲洗鞘管，然后通过其侧管口连接到三联三通管。如果导丝不能向前推送，向导管鞘中注入少量造影剂，通过血管造影找出问题的根源。如果管腔全部阻塞，则移除导管鞘，放弃这个穿刺点，再人工压迫 5 min 直到止血。相反如果阻塞为不完全性，仍可通过导丝，应该努力尝试通过病变。使用亲水涂层导丝通过血管鞘，在导丝远端放置一个三向旋转器并旋紧。使用旋转器较容易操纵导丝向前通过病变。当导丝通过狭窄血管段后，如果导丝能为导管通过提供足够的支撑，卸下旋转器。经导丝送入 4 Fr JR 导管通过病变。这时将只有部分在血管腔内的动脉鞘经导管完全送入。如果阻塞在髂动脉靠上的位置，把 JR 导管的头端送向靠近阻塞点的位置。撤出导丝，从导管基座回抽 1～2 ml 血液然后连接三联三通管。冲洗导管，记录压力，注入 5～8 ml 的造影剂使阻塞部位血管显影。如果是完全阻塞，则移除导管和导管鞘，放弃这一血管入路，人工压迫止血。

如果是不完全阻塞，则尝试通过病变部分。迂曲的髂血管会使操纵诊断性导管变得困难，这时为了撑直血管可以使用 45 cm 长的抗折鞘。在没有加硬导丝支撑的情况下，长鞘有时很难通过严重迂曲的血管。可以将 JR 导管沿导丝送入部分进入血管的长鞘。导管充分进入血管后，再将长鞘沿导管完全送入血管腔内。

从桡动脉一直延伸到锁骨下动脉的迂曲（"蟒蛇样绕环"）在桡动脉途径进入血管时会造成困难。血管造影充分观察肱动脉血管环后，可以使用几种不同的技术来解决这一问题。首先，操作者可以尝试使用直径小到 0.25 mm（0.01 英寸）的 PTCA 导丝，或者使用 Terumo 导丝通过环路。如果尝试失败，应该放弃该血管入路。另外在导管通过环路后，应使用 0.76 mm（0.03 英寸）或 0.97 mm（0.038 英寸）的交换导丝来完成剩余操作步骤。较小直径导丝的主要缺点是它们不能为导管提供足够的支撑以通过环路。使用"双导丝技术"将 1 或 2 个额外的 0.36 mm（0.014 英寸）导丝通过环路，然后尝试用导丝支撑来推进导管。如果不成功，可以尝试"拉直环路技术"，将导管经导丝尽可能向前送进环路中。然后轻微回拉导管和导丝，在某些情况下可使血管环路拉直，以便导管可以前进。如果这种方法失败，可以利用"交换导丝技术"。对于这种方法，主要是在 0.014 英寸 PTCA 导丝穿过环路之后，导管尽可能轻轻地推进到环路中，并且将小直径导丝更换为较大直径的导丝。当导管尖端部分位于环路内部时，通常使用较大直径的导丝更容易协助导管通过环路。对于手术者来说，另一个挑战是锁骨下动脉严重扭曲或存在锁骨下动脉的食管后异位分支（arteria lusoria）（图 5.10）。在这种情况下很难正常扭转导管，因此操作者的手眼协调能力以及对不同导

右锁骨下动脉食管后异位

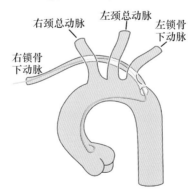

图 5.10　右锁骨下动脉起源于主动脉弓增加手术操作难度

丝、不同特殊预成型导管的知识变得非常重要。当遇到扭曲的锁骨下动脉时，嘱患者进行深呼吸同时逆时针转动导管，在左前斜（LAO）45°投影下将导管头端转向升主动脉开口，以便于导管最终进入升主动脉。

导管鞘沿导丝进入血管时遇到阻力

这个问题最明显的原因在于穿刺处皮肤切口扩张不充分。简单的解决方法是在试着推进导管鞘之前做一个更大的皮肤切口。操作者为了避免撕裂动脉需要避免使用手术刀切得过深。另一个明显原因是切口过于远离穿刺进针点。回撤鞘管，做一个合适的皮肤切口，再将鞘沿导丝向前推进。

如果遇到之前的手术穿刺继发的血管壁纤维化，术者需要退出鞘管，用这个鞘管的扩张器沿导丝送入进行扩张，然后撤出扩张器，将鞘管和扩张器一起经导丝推进血管腔。如果阻力仍然很明显，术者可以将常规的导管鞘换成 Terumo Pinnacle 鞘，这种鞘管从扩张器到鞘的边缘有一个平滑的过渡，这样常常可以解决送入困难的问题。如果没有这种鞘管，可以试一下加硬鞘，这种加硬鞘可以在沿导丝推进时提供一个更好的支撑。如果所有尝试都失败了，术者可以使用多功能导管进行无鞘导管插入术（见第七章），或者使用"望远镜"方法，将鞘（无扩张器的）放置在和初始鞘直径相同的导管上。

有时放置鞘的所有尝试都可能引起导丝扣在动脉入口。这些情况下，可以将扩张器沿导丝送入，然后将导丝换成加硬〔如：0.97 mm（0.038 英尺）〕导丝，再将鞘管沿提供支撑的硬导丝送入。若导管或者扩张器不沿导丝送入，放弃从这个血管入路进行相关操作。

3 个月内移植的人工（Dacron）血管不能作为心脏导管术穿刺入路。强烈推荐人工移植血管穿刺使用 Terumo Pinnacle 鞘。如果没有这种鞘管，穿刺点可以提前用比鞘大 1 Fr 的扩张器扩张成将要使用的鞘管的大小。

鞘周围出血

发生这一问题最常见的原因是在导管鞘插入处钙化血管破裂。另一可能原因是穿刺针尖造成动脉撕裂。解决这一问题的常见方法是将原有导管鞘经导丝升级为更粗直径的导管鞘。

意外针刺静脉血管及局部神经

意外的正中神经或者股神经针刺会引起放射到肢体末端的极度剧烈疼痛。最明显的原因是进针点选择错误或者进针时针头方向错误。这时针头需要退回，调整进针点或者进针方向（在肱动脉，稍向侧方；在股动脉，稍靠内侧）。如果操作者在尝试进入股动脉穿刺点时意外穿入静脉（除非开始就计划进行右心或者左心导管插入术），需要退回穿刺针、冲洗，压迫静脉血管 1 min 止血后，进行第二次尝试，相比初始穿刺动脉穿刺点需要更靠外。

桡动脉痉挛及闭塞

桡动脉痉挛经常表现出剧烈的前臂疼痛，它会为进行导管或者动脉鞘操作造成新的困难。使用亲水涂层鞘和血管内注射类似"鸡尾酒"的混合血管扩张剂都可以减少痉挛的发生。如果即使有了之前的防范措施，患者仍诉前臂疼痛，检查压力曲线后用少量造影剂造影检查以排除桡尺动脉环或者其他上肢动脉血管的解剖学异常。一般来说，通过扭曲的桡动脉需要使用 0.36 mm（0.014 英尺）的亲水导丝，而通过更大管径的扭曲血管可以使用 0.89 mm（0.035 英尺）的亲水导丝。桡动脉闭塞一般表现为无症状的桡动脉脉搏消失，可以通过肝素充分抗凝并控制 ACT 来预防。在操作完成后及时撤出鞘管并在止血时控制压迫的时间和强度可以降低桡动脉闭塞的发生率。

意外针刺动脉血管及局部神经

意外针刺神经会引起放射至肢体末端的极度剧烈疼痛。由于神经较静脉位置偏向侧方，这一类型并发症很少发生在腹股沟穿刺处。在极少的情况下，股静脉相邻动脉或者位于动脉下方，可以通过血管超声检查发现。罕见情况还有在尝试行颈内静脉穿刺时颈神经节被损伤，这会导致霍纳（Horner）综合征（同侧眼睑下垂、瞳孔缩小、无汗）。对于此综合征没有特殊治疗。某些情况下会出现永久神经损伤。如果术者在尝试进行颈内静脉穿刺时穿入了颈动脉，此时需退回针头，并且进行 2～3 min 的人工压迫以进行动脉安全止血。明显低血压和动脉血液稀释的患者很难触及动脉搏动，可将一个 18 号针头大小单腔导管经导丝送入血管管腔，这一操作不需要扩张器。然后导管可以连在压力传感器上来确认是静脉压波形和压力。最致死性的并发症是不小心在一个无法压迫的血管如锁骨下动脉经导丝放置了鞘管。如果一旦发生，就需要进行血管造影，导管鞘也需要冲洗并进行压力监测。在大多数情况下可以应用特殊的血管闭合装置来处理这一问题，有时也需要血管外科医生的会诊。

气胸

当气胸量较小时（＜10%）可以用 100% 的氧疗管理，并在 24 h 内查胸片来确定有无病情进展。另外，也可行经胸置入导管引流。

空气栓塞

为了避免这一并发症，导管基座需要一直处于关闭状态，如果锁骨上静脉和颈内静脉被选为穿刺点，患者需要在导管鞘插入过程中处于Trendelenburg 体位（仰卧 45°头低足高位）。如果发生空气栓塞，患者应该以 Trendelenburg 体位左侧卧位来防止空气流向右心室流出道，并且需要吸入 100％的氧来加速空气吸收。如果导管放置于心脏，需要尝试将空气抽出。

参考文献

1. Byrne RA, Cassese S, Linhardt M, Kastrati A. Vascular access and closure in coronary angiography and percutaneous intervention. *Nat Rev Cardiol.* 2013;10(1):27-40.

2. Kotowycz MA, Dzavik V. Radial artery patency after transradial catheterization. *Circ Cardovasc Interv.* 2012;5:127-133.

3. Sheth RA, Walker TG, Saad WE, et al. Quality improvement guidelines for vascular access and closure device use. *J Vasc Interv Radiol.* 2014;25(1):73-84.

4. Rao SV, Turi ZG, Wong SC, Brener SJ, Stone GW. Radial versus femoral access. *J Am Coll Cardiol.* 2013;62(17 Suppl):S11-20.

5. Casserly IP, Messenger JC. Technique and catheters. *Cardiol Clin.* 2009;27:417-432.

6. Criado FJ. Percutaneous arterial puncture and endoluminal access techniques for peripheral intervention. *J Inv Cardiol.* 1999;11(7):450-456.

7. Grollman JH, Marcus R. Transbrachial arteriography: techniques and complications. *Cardiovasc Intervent Radiol.* 1988;11:32-35.

8. Valgimigli M, Campo G, Penzo C, Tebaldi M, Biscaglia S, Ferrari R. Transradial coronary catheterization and intervention across the whole spectrum of Allen test results. *J Am Coll Cardiol.* 2014;63(18):1833-1841.

9. Bertrand OF, Carey PC, Gilchrist IC. Allen or no Allen: that is the question! *J Am Coll Cardiol.* 2014;63(18):1842-1844.

10. Weiner MM, Geldard P, Mittnacht AJ. Ultrasound-guided vascular access: a comprehensive review. *J Cardiothorac Vasc Anesth.* 2013;27(2):345-360.

第六章

冠状动脉、肾脏和肠系膜血管造影

"可以遵循规则，但不要将那些规则变成教条。"

——匿名

血管造影角度和投照体位

选择性冠状动脉造影可以提供三维（3D）冠状动脉循环的二维（2D）影像。为了更好地显示冠状动脉血管中任何部位发生的粥样硬化并评估其严重程度，血管造影应该使用多个血管造影角度[1-3]。一般来说，有一些标准角度可以提供特定冠状动脉段的最佳造影图（图 6.1）。但每个血管造影医师应记住，对于每个患者，他或她可能需要稍微修改这些标准角度才能获得最佳血管造影图像。

手术的适应证和禁忌证

左心导管术的一般适应证和禁忌证见表 6.1 和 6.2。

选择性左冠状动脉插管法（LCA）

经股动脉、前臂和桡动脉的 Judkins 左冠状动脉导管插管法

Judkins 左冠导管（JL）是一种预成型的导管，这种专门设计无需复杂操作就可以进入 LCA 的开口。导管的顺时针和逆时针方向的扭转将可以使导管头端朝着左冠状动脉（LCA）血管口的前后方向移动。通过垂直操纵导管可以使其朝血管开口上方或下方移动，或者改变导管的尺寸也能达到这一目的。一般来说，对于主动脉根部大小正常的患者，可以使用 JL4 导管。在体型较高大（超过 6 英尺 3 英寸，190 cm）或

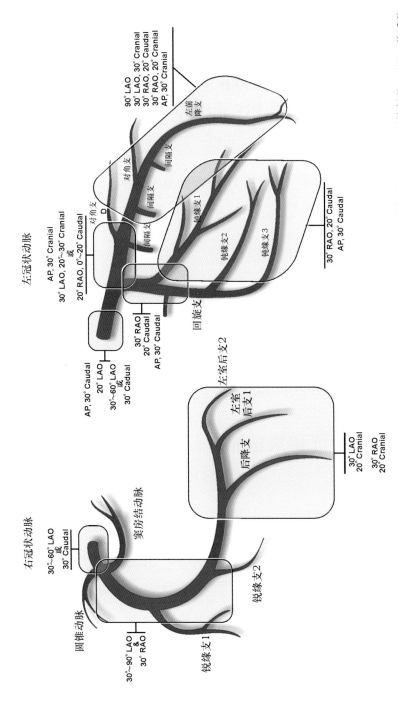

图 6.1 用来显示冠状动脉不同节段的标准视角。Caudal：足位；Cranial：头位；RAO：右前斜位；LAO：左前斜位；AP：前后位

表 6.1　左心导管术和冠状动脉、外周血管造影的适应证

适应证	说明
急性心肌梗死	特别是在准备接受 PCI 治疗的患者中，合并心源性休克、血流动力学不稳定或机械并发症而需要手术，以及溶栓治疗后持续性疼痛或心电图无回落变化的患者。 1. 在非 ST 段抬高型心肌梗死患者中，如果： ● 肌钙蛋白升高 ● 新发 ST 段压低 ● 心力衰竭 ● 左心室射血分数（LVEF）的下降 ● 血流动力学不稳定 ● 持续性室性心动过速 ● 以前做过冠状动脉旁路移植术（CABG） 2. 在过去 6 个月内接受过 PCI 术
不稳定型心绞痛	药物治疗效果较差
慢性稳定型心绞痛	抗心绞痛药物治疗效果较差或不能耐受
负荷试验结果异常	即使无症状但符合以下高危险因素， ● 低强度负荷＜6.5 MET 时出现阳性结果 ● ST 段下移≥2 mm ● 运动时血压下降＞10 mmHg ● 进展为室性心动过速（VT）/心室颤动（VF） ● 核素成像显示短暂的缺血性扩张 ● LVEF 下降＞10% ● 多发性局部缺血
室性心动过速	持续性
左心室功能不全	原因不明的 LVEF≤40%
瓣膜性心脏病	为超声提供确证数据，评估流出道梗阻情况并量化主动脉和二尖瓣反流，并在手术前检查排除 CAD
术前的评估	基于 ACC/AHA/ESC 指南。此外，在升主动脉瘤或夹层手术之前，以及先天性心脏病患者中，要评估分流情况或是否存在冠状动脉发育异常
高血压病	● 伴有"急性"肺水肿 ● 年轻女性患者 ● 新发生的严重且难治性高血压 ● 无创性检查显示肾动脉狭窄

　　ACC：美国心脏病学会；AHA：美国心脏协会；ESC：欧洲心脏病学会

　　主动脉根部扩大的患者中，可以从一开始就尝试 JL5 甚至 JL6 型导管。在透视引导下，操作者将导管通过 J 型导丝送入动脉鞘直至主动脉，保持导丝的尖端超过导管的尖端，以减少主动脉壁的损伤（逆行夹层）和远端栓塞的风险。一旦导丝的尖端绕过主动脉弓前进，它将被固定在窦

表 6.2　左心室导管插入术、冠状动脉和周围血管造影的相对禁忌证 *

相对禁忌证	说明
凝血功能障碍	对于特殊患者，比如 INR<1.8；2 h 前刚停止肝素；血小板<50 000 个/毫升
肾衰竭	对于透析患者，透析治疗后进行导管检查
造影剂过敏	
感染	
实验室检查异常	贫血，低钾血症，高钾血症
失代偿性心力衰竭	
严重的外周血管疾病	6 个月内新移植的合成血管特别需要注意；移植时间长的大血管会增加易碎斑块或血栓栓塞的风险
	如果血压>180/100 mmHg，可能会发生严重出血

* 所有的禁忌证都是相对禁忌证

管交界点的上方。导管在导丝上滑动，直到导丝的尖端被导管的尖端覆盖，此时导丝可以轻轻地撤出（以避免导管尖端突然"跳"到 LCA 开口中）。将 5~10 ml 注射器连接到导管的近端接口上，回抽 1~2 ml 血液，以便清除导管中潜在的杂质。如果操作者在抽吸血液时遇到阻力，可以轻轻回撤一下导管。然后将导管的近端连接到三联三通管，在连接的注射器中回抽约 2 ml 的血液，并将注射器保持在 45°~60° 的仰角，同时轻轻拍打三联三通管道，以除去管道中隐藏的气泡。最后用生理盐水冲洗导管，记录主动脉压。

　　一旦记录到压力波，导管应在左前斜位（LAO）透视引导下进行操作，并且需要持续监测主动脉压。在大多数患者中，导管的尖端容易插入 LCA 的开口处；这时屏幕上显示的导管尖端会突然出现"嵌顿"现象（图 6.2A）。偶尔，在抽取导丝过程中，由于主动脉根部空间较大，JL4 导管会在主动脉内折叠，此时需要利用导丝进行支撑并解除折叠（图 6.2B）。在压力波形正常的情况下，操作者可以选择 LAO 加足位投影，并在透视引导下注射 1~2 ml 造影剂后观察导管的位置。如果 JL4 导管靠近 LCA 的开口处，操作者可以尝试以下插管方法：首先，轻微推进导管的同时顺时针旋转半周，这种方法只有在导管的尖端离血管开口不远的情况下才会起作用。然而，如果尖端离开口太远，则操作者需要重新将导管送入左冠状动脉窦（LCC）的远端，并且在撤出导丝后，尝试在缓慢撤出导管的同时，将导管重新插入开口，或者直接将导管更换为 JL5 或 JL6 型。如果 JL4 导管在血管开口以远，逆时针旋转同时轻轻回撤导管常常也可以实现成功插管（图 6.2C）。另外也可以选用

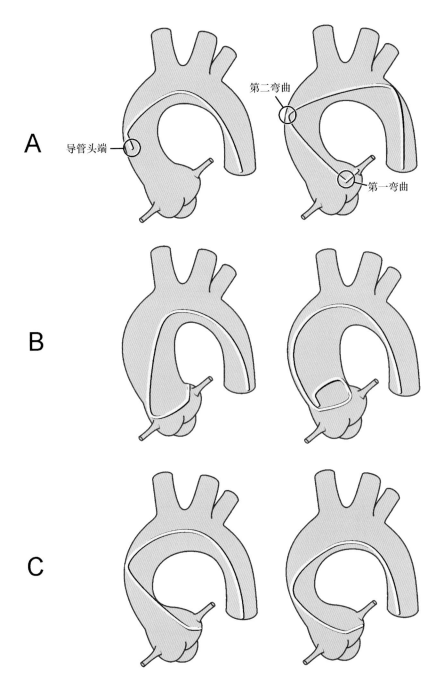

图 6.2　使用 JL 导管进行左冠状动脉插管的操作步骤。**A.** 导管头端的突然跳跃；**B.** 导管在主动脉内打折；**C.** 将导管旋转后撤以进入冠状动脉开口（详见文中）

小号 JL3.5 或甚至 JL3 的导管。

某些情况下，LCA 的开口处可位于后方、上方或下方，并且不符合标准的 JL4 插管方法。此时替代导管如 Amplatz Left（AL），JL3.5 或 JL5 导管可能会比较方便。当在 LCA 的开口处插管时，注意压力波形，避免出现"阻尼"（收缩压幅度的下降）（图 6.3A）或"心室化"（主动脉舒张压形式的变化）（图 6.3B）。

接下来通过前后推送导管，努力将导管的尖端与左主干（LM）的主体保持同轴（图 6.4A～B）。

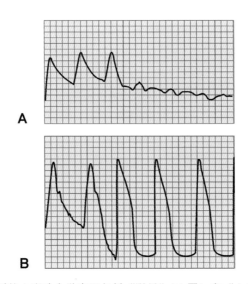

图 6.3 可观察到的血流动力学表现包括"阻尼"（**A** 图）和"心室化"（**B** 图）

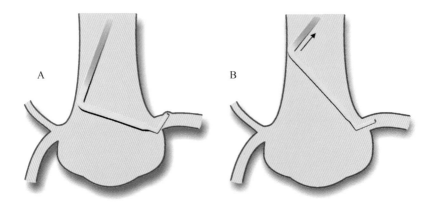

图 6.4 导管与左冠状动脉开口不同轴可能会导致的问题。**A.** 导管头端顶在血管开口处的血管壁上；**B.** 导管同轴后头端的正确位置

导管尖端与 LM 主干同轴并且压力测定正常后，操作者可以将 C 型臂设置为右前斜位（RAO）30°加足位 30°角作为第一个造影体位。把导管尖端放置在透视图像上 10～11 点的位置。术者也可以根据临床或者以前的血管造影数据选择其他角度来获得第一幅造影图像。操作人员开始血管造影时，关闭压力，并开始小量推注后以持续稳定的较高压力将 5～7 ml 造影剂注射到冠状动脉内，注射过程中保持稳定和恒定的压力可以让冠状血管清晰显影并避免出现造影剂流动的不连续。有时，在造影剂注射之前，可以让患者最大限度地吸入气体后屏住呼吸，这种动作可以减少近端血管的弯曲度并可拉直近端血管的角度。在获得合适的图像后，可以将 JL 导管轻轻撤至主动脉弓下方，导管的近端与三联三通（manifold）管断开连接，在导管近端的接口上可以连接 5 ml 或 10 ml 的注射器，回抽 1～2 ml 血液。操作者在透视的引导下使 J 型导丝穿过导管，直到导丝尖端突出并超过导管尖端，然后同时将导管和导线从动脉鞘中抽出。最后常规用肝素化的盐水冲洗动脉鞘管。

当使用左臂或桡动脉的方法进行插管时，术者在将 J 型导丝送至升主动脉的操作中偶尔会遇到困难。这时可以让患者配合一些动作，比如将患者的头部向右转，去掉枕头，颈部向后伸直，将左臂背离躯干并固定住，进行 Valsalva 动作，或者仅仅要求患者深呼吸，可能有助于将导丝送入升主动脉，并沿着导丝推进导管。如果这些操作均失败，可以使用长的 J 型导丝和 JR 导管，并沿着导丝将导管推送到升主动脉，然后将 JR 导管更换为 JL 导管（图 6.5）。这一方法的具体操作如下：在导丝尖端送进主动脉弓被固定后，沿着导丝送入 JR 导管，直到完全覆盖导丝的尖端，然后操作者使用双手的手指将导管顺时针旋转半圈，直到导管的尖端指向患者的右肩。接下来，将导丝送入升主动脉至窦管结合

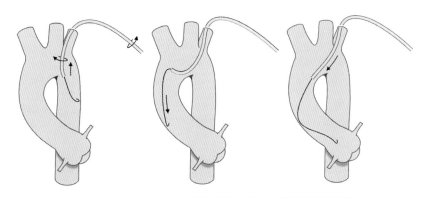

图 6.5　从肱动脉或桡动脉途径入路将导管送入升主动脉的操作步骤

处。撤出 JR 导管，换用 JL 导管，沿着导丝，朝向冠状窦推送。随后的操作步骤与之前描述的股动脉插管方法相同。

使用正确的肱动脉或桡动脉途径时不常规应用 JL 导管进行 LCA 插管，其他导管如 Amplatz Left 导管（AL），Schoonmaker-King 多功能导管，Jacky 导管（Terumo Medical Corp.，Somerset，NJ），或 Tiger 导管等均具有较高的成功率。在极少数情况下，如果操作者仍然决定继续使用 JL 导管，可以将 J 型导丝送入升主动脉并一直送到主动脉窦，在那里导丝会被迫进行回折打圈，这时沿着导丝向前推送 JL 导管，直到其尖端覆盖导丝尖端，然后撤出导丝，将导管轻轻回拉，同时做顺时针旋转的动作，也可以顺利插入 LCA 的开口。

左肱动脉、桡动脉或股动脉的 Amplatz 导管的左冠状动脉插管法

Amplatz 导管可以用于左冠状动脉和右冠状动脉的开口插管，但是对于没有经验的手术者来说，术中造成血管开口处损伤的可能性要大一些。因此通常在左侧或右侧冠状动脉的开口不能用 Judkins 导管顺利插管的情况下，才会考虑选用这些导管进行标准的冠状动脉造影。常见原因多为开口处的异常，包括左右口不在一个平面、开口部位较高、双开口或者不是常规冠状窦开口等特殊情况。

通过股动脉方法进行左冠状动脉的 LCA 插管法

AL 导管尺寸的选择取决于主动脉根部的大小，尺寸 1 对应于小主动脉根部，尺寸 2 对应于正常主动脉根部，尺寸 3 对应于大的主动脉根部。术者在透视引导下将导管沿着之前放置的导丝顺利向前推送至窦管结合处。按照前面描述的方法完成导管常规准备。将导管（在 LAO 足位投影中）不加旋转地向前送入左冠状动脉窦（左冠窦，LCC）。导管的次级弯曲终止于无冠状动脉窦（无冠窦，NCC），而初级弯曲和导管尖端位于左冠窦（LCC），这时轻柔地向前逆时针旋转推进导管，迫使导管向上朝着 LCA 开口移动（图 6.6）。

推送和回撤导管时应在垂直方向移动导管尖端。导管在退回过程中其尖端往往会损伤冠状动脉的开口，所以术者应始终注意压力曲线和导管尖端的位置，如发现有异常，可以在透视下注射 1～2 ml 造影剂仔细观察。记住这一点很重要。当导管的尖端沿着冠状窦壁上行时，在

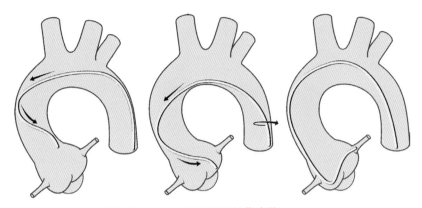

图 6.6 使用 AL 导管进行左冠状动脉插管的操作步骤

LAO 和 RAO 位进行测试"冒烟"观察可以帮助准确判断左冠状动脉开口的位置及其与导管尖端的关系。基于这一认识,可以方便术者决定是否需要进一步推进或稍微旋转导管。当导管的尖端进入 LCA 开口时,可以将导管轻微撤回以防止其从开口处脱出。如果导管尖端指向上方,应稍微回撤,如果导管尖端指向下方,则应稍微向前推进。操作者应避免使用粗暴的方式将导管的尖端在 LM 主干中前推或回撤,以避免造成血管的损伤。将导管的尖端与 LM 主干同轴,以获取所需的清晰血管造影图像。为了避免引起 LM 的夹层,轻轻推进导管,随后顺时针或逆时针方向旋转导管使之从血管开口处脱出(图 6.7)。

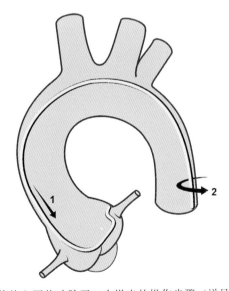

图 6.7 将 AL 导管从左冠状动脉开口内撤出的操作步骤(详见文中)

通过左肱动脉、桡动脉插管方法进行 LCA 插管

当使用左肱动脉或桡动脉时，由于无法将 J 型导丝送入升主动脉，操作者偶尔会遇到放置 AL 导管困难。前面已经描述了解决这个问题的操作方法。随后的操作步骤与通过股动脉置入 AL 导管基本一致。

右冠状动脉（RCA）的选择性插管法

左肱动脉、桡动脉或股动脉的 Judkins 导管的右冠状动脉插管法

导管到达右冠状动脉（RCA）开口上方后，用 JR 导管成功插管需要一定的技巧。以下将描述两种方法：从上方进入 RCA 的开口，需要将导管顺时针旋转，其尖端可以向下移动到右冠状动脉窦（右冠窦，RCC），通常能够插入到动脉的开口处。如果要从下方进入 RCA 的开口，可以顺时针旋转后，轻微往回撤，通常能够插管成功。尽管有这些差异，但使用 JR 导管进行 RCA 插管的技术非常相似。操作者在透视下将导管穿过 J 型导丝送入动脉鞘并向前推送至主动脉内，以后插管的操作步骤在前面已经做过详细的描述。将照射角度设为 LAO 45°进行投影，在透视下把 JR 导管推进到升主动脉并送向 RCC。在 RCC 中，导管的尖端应该面向患者的左肩。在透视的引导下，将导管轻轻回撤大约一个肋间隙的距离，同时进行顺时针转动，就可以顺利实现插管（图 6.8）。

术者用双手的手指操作导管，右手放在导管的尾端基座上，左手在导管接近动脉鞘基座的位置，缓慢地一次顺时针扭转半圈。每次旋转后短时间停顿，以便将导管尾部施加的扭力传递到其尖端，这个扭力足以将导管尖端转向患者身体的右侧。为了将扭力传递到导管尖端，有时需要轻微地前后推送导管。这种缓慢且逐步进行的旋转手法可以避免导管尖端的过度扭转。当将导管成功插进冠状动脉开口时，操作者通常会观察到导管尖端的小的跳跃现象。另外一种情况是术者会发现导管的尖端"勾"住动脉开口而被固定。如果不确定导管是否进入 RCA 开口，可以观察压力检测曲线，轻微、逆时针旋转导管半圈来消除导管之前进行的顺时针旋转所积累的张力。这种操作方式也可以防止导管尖端从冠状动脉开口处脱出。如果操作者不能确定导管尖端位置，可以注射 1～2 ml

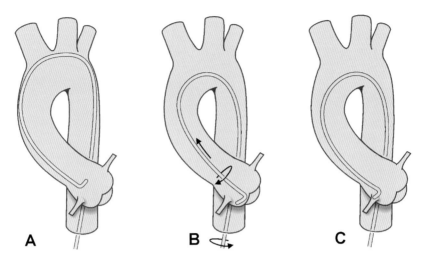

图6.8 使用JR导管进行右冠状动脉插管的操作步骤

的造影剂，将有助于操作者准确定位RCA的开口位置。偶尔在RCA开口处的前方会遇到圆锥分支的一个单独开口，它常会使顺时针旋转的操作方式变得复杂化。在这种情况下，可以在RCA开口处的后方，进行导管的逆时针旋转操作，可以避免将导管插入圆锥分支。有时RCA的口位置偏高、比较靠前，或者位置正常但血管开口的方向朝上或朝向下，在这种情况下不容易用标准JR4导管成功插管，三维右冠状动脉（3D-RCA）、内乳动脉（IMA）或右冠状动脉旁路（RCB）、多功能（MP）和Amplatz导管可能更好用。RCA成功插管后要检查导管的压力，并且进一步调整导管的尖端与动脉的近端保持同轴（图6.9）。

这些操作完成之后，术者在LAO 45°调整屏幕上透视图像中的导管末端位置位于12点和1点方向之间，然后开始血管造影。术者关闭压力，并将5～7 ml造影剂注入RCA中。术者可以根据临床和先前血管造影的数据来确定起始投照角度。当获得所有合格的血管造影图像后，将JR导管轻轻地撤出至主动脉弓下方。在选用左肱动脉或桡动脉途径插管时，具体的操作步骤与股动脉途径JR导管的插管法相似。

改良的 Amplatz Right 导管通过股动脉途径进行 RCA 插管

对于开口位置正常的RCA动脉，使用改良的Amplatz Right（AR）导管的插管技术与前面描述的JR导管技术非常相似。在获得

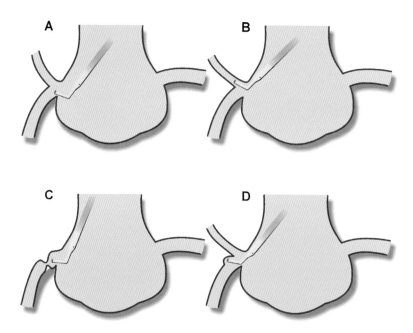

图 6.9 导管头端与右冠状动脉开口同轴的重要性（详见文中）

所有血管造影图像之后，导管尖端和 RCA 口脱离之前需要轻轻地向前推送导管，同时进行顺时针方向旋转。

而在使用左肱动脉或桡动脉插管时，术者将 J 型导丝送至升主动脉的过程中偶尔也会出现操作困难，本文前面已提到处理这个问题的操作方法。随后的操作步骤与经股动脉途径类似。

用改良的 Amplatz Left 导管进行 RCA 插管法

虽然使用 Amplatz Left（AL）导管进行 RCA 的插管（图 6.10）在技术上是可行的，但这种导管并不常规使用。多在 RCA 开口位置出现异常时才会使用。

左肱动脉或桡动脉途径进行选择性冠状动脉造影

当选用右肱动脉或桡动脉进行选择性冠状动脉造影时，AL 导管或多功能导管在 LCA 开口处的插管技术与上述股动脉方法没有显著的差异。经桡动脉或肱动脉途径单导管行右冠状动脉和左冠状动脉插管的导管类型是 Tiger optitorque 的 "Terumo" 导管（参见图 3.10A）。

当该导管置于 LCC 中时，需要用生理盐水冲洗，并且监测主动脉

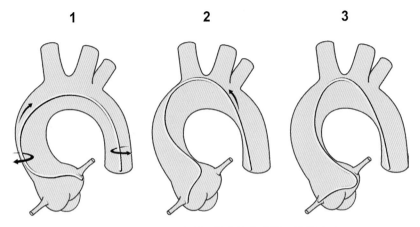

图 6.10　使用 AL 导管进行右冠状动脉插管的操作步骤（详见文中）

压力。然后将导管轻轻地回撤并顺时针旋转，并以前后推送的方式传递施加的扭力并最终插入 LCA 的开口处（图 6.11A）。在成功进行动脉插管并获得血管造影图像后，导管缓慢地撤出并与血管开口脱开。下一步为了进行 RCA 开口的插管，可以将 Tiger 导管顺时针旋转并向前推进到 RCC 中，然后操作者在轻轻撤回导管的同时，将导管顺时针旋转。使用这种方法可以成功进行 RCA 插管（图 6.11B）。

需要使用不同的血管造影角度来获得不同冠状动脉的不同部分影像（表 6.3；图 6.1）。至于使用哪种血管造影角度往往取决于临床病史和以前的冠状动脉血管造影图像（如果有的话）。一般来说，对于 LCA，在进行双平面血管造影术时，需要采取 LAO 头位视图和 RAO 头位视图相结合的照射方式。因为这两个角度对左前降支（LAD）及其间隔支和对角支显影最清晰。对于 RCA，LAO 和 RAO 的头位视图照射方式可以让操作者看到完整的血管图像，包括后分叉段和后降支动脉（PDA）。在进行头位照射时为了提高冠状动脉血管造影的质量，术者应要求患者深呼吸使隔肌向下移动并远离照射区域。应当避免患者做会使隔肌上移的 Valsalva 动作。

有时需要增加不常用的角度来更好地观察 LCA 的某些血管分支（表 6.4）。

在进行不同角度的血管造影时，术者应当选择合适的放大倍数，并根据导管尖端调整屏幕的位置，最大限度地避免使用过大的投照角度（表 6.5）。

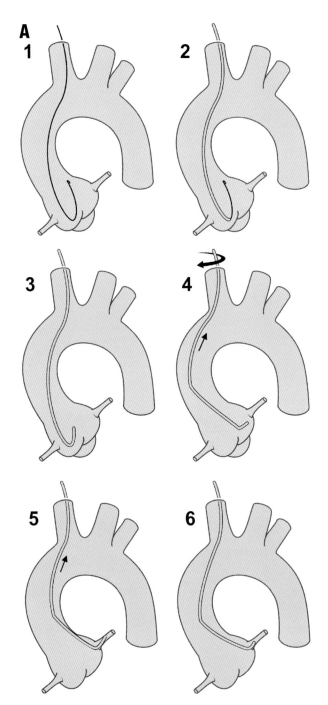

图 6.11 使用单根 Tiger optitorque 导管进行左冠状动脉（**A**）和右冠状动脉（**B**）操作的步骤（详见文中）

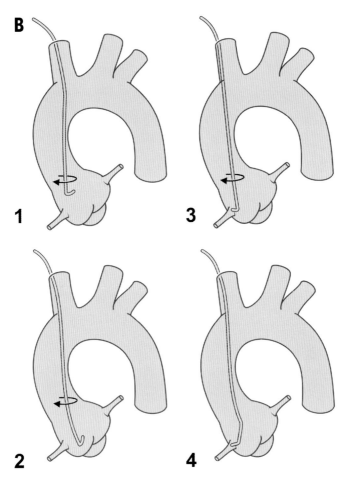

图 6.11（续）

表 6.3　观察冠状动脉不同节段的常用血管造影角度

投影/角度	LCA
RAO 20°，足位 20°	左主干，左回旋支和钝缘支
RAO 30°，头位 30°	LAD 和间隔支
PA，头位 40°	LAD 的近段/中段，中段和远段
LAO 45°，头位 30°	LAD 和对角支
LAO 45°，足位 30°	左主干，近段 LAD，近段中间支，近段左回旋支
LAO 90°	LAD 的中段和远段，间隔支
PA，足位 30°	左主干，左回旋支，钝缘支

表 6.3 观察冠状动脉不同分支的常用血管造影角度（续）

投影/角度	RCA
LAO 45°	RCA 的开口，近段和中段
PA，头位 40°	RCA 远端，PDA 和左室后支
RAO 30°	RCA 近段/中段和远段
LAO 90°	RCA 近段/中段，中段，中段/远段，圆锥支，SA 和锐缘支
LAO 45°，足位 30°	RCA 开口，近段和中段

表 6.4 LCA 血管造影中的附加血管造影角度

投影/角度	LCA
RAO 20°，最小足位 0～15°或头位 20°～30°	左主干远端及其分支
LAO 20°，最小头位 0～15°	开口和左主干近端
LAO 45°～60°，头位 20°～30°	开口和 LAD 近端
向左侧面旋转 100°～110°	将对角支与 LAD 分开

表 6.5 在不同的血管造影角度和照射平面上根据导管尖端的位置定位合适的屏幕位置

投影/角度	LCA 导管尖端的位置和照射平面的选择
RAO 20°，足位 20°	导管尖端在 10～11 点方向，操作平台朝向术者并向上
RAO 30°，头位 30°	导管尖端在 11 点方向，操作平台朝向术者并向上
PA，头位 40°	导管尖端在 11 点方向，操作平台向上
LAO 45°，头位 30°	导管尖端在 11～12 点方向，操作平台向上
LAO 45°，足位 30°	导管尖端在屏幕的中心位置，无需平移
LAO 90°	导管尖端在 12～1 点方向，把操作平台下移
PA，足位 30°	导管尖端在 9～10 点方向，将操作平台朝向术者并向上

投影/角度	RCA 导管尖端的位置和照射平面的选择
LAO 45°	导管尖端在 12～1 点方向，操作平台背离术者并向上
PA，头位 40°	导管尖端在 12 点方向，操作平台朝向术者并向上
RAO 30°	导管尖端在 12 点方向，操作平台朝向术者并向上
LAO 90°	导管尖端在 12～1 点方向，操作平台向上
LAO 45°，足位 30°	导管尖端在 12～1 点方向，操作平台朝向术者并稍微向上

血管造影图像的动态采集时间需要足够长，这样才能够观察到所有延迟显影的血管、冠状动脉旁路移植血管和侧支循环的血管。可以使用特殊的血管造影角度评估特殊部位的侧支循环（图 6.12，表 6.6）。

表 6.6　显示特殊侧支循环的常用造影角度

LCA 照射角度	侧支循环
RAO 20°，足位 20° RAO 30°	（左向右）LAD 到 PDA 之间通过间隔支及其远端分支的侧支循环
PA，足位 30°	（左向左）间隔支之间；左回旋支（LCX）近端和远端之间；钝缘支之间；中间支和钝缘支之间
LAO 45°，头位 30°	（左向右）LCX 远端到 RCA 远端； 钝缘支和左室后支之间；LAD 到锐缘支 （左向左）LAD 到对角支；LAD 到钝缘支
RCA 照射角度	**侧支循环**
LAO 45°，头位 30°	（右向右）圆锥动脉和房室结动脉（Kugel 吻合）；锐缘分支和 PDA 之间
RAO 30°	（右向右）锐缘支之间； （右向左）在圆锥动脉和 LAD 的近端/中段之间（所谓的 Vieussen 环）； 锐缘支和 LAD 远端之间；PDA 远端和 LAD 远端之间；PDA 间隔支和 LAD 间隔支之间
LAO 45°，足位 30°	（右向左）远端 RCA 和远端 LCX 之间；左室后支和钝缘支之间

选择性肾动脉和肠系膜动脉的插管

　　肠系膜动脉的选择性血管造影的常见指征是临床怀疑由血管问题（动脉粥样硬化、夹层和血栓栓塞）引起的肠系膜缺血。选择性肾动脉造影的主要适应证是诊断肾动脉狭窄或肾动脉肌纤维发育不良引起的严重高血压[4]。一般来说，如果造影剂用量不是问题的话，应在选择性肾或肠系膜动脉插管之前进行两个平面（AP 和 LAO 90°）腹主动脉造影术。由于肾动脉的解剖起源，AP 角度提供了这些血管的最佳视角。另一方面，由于腹腔干和肠系膜动脉起源于主动脉的前壁，LAO 90°视图将是选择性插管和评估这些血管最合适的角度（图 6.13）。这种方法用于术者评估腹主动脉，并且为进一步选择感兴趣的动脉进行插管指明了路径。

选择性肾动脉插管

　　PA 视角下选择性地插入右（略高）和左肾动脉可以选用以下导管：JR，IMA，RCB 和 Cobra 导管。这样就可以更清楚地观察源自腹主动脉、在腰椎 L1~2 水平的肾动脉开口。在 PA 投射角度下将 J 型导

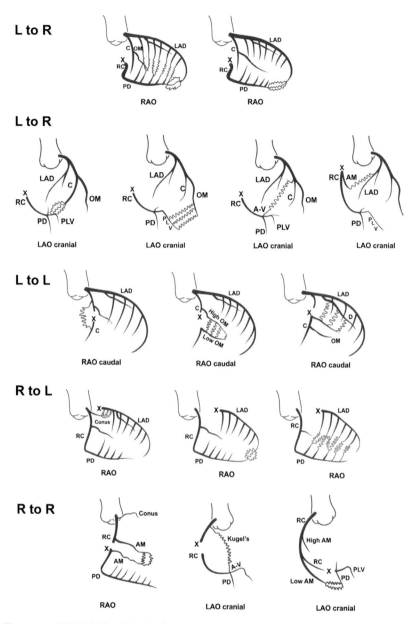

图 6.12 不同侧支循环的观察角度示意图。X：逆向显影血管末端；RAO：右前斜位；LAD：左前降支；C：回旋支；OM：钝缘支；RC：右冠状动脉；PD：后降支；LAO Cranial：左前斜头位；PLV：左室后支；AV：房室结动脉；AM：锐缘支；RAO Caudal：右前斜足位；High OM：高位钝缘支；Low OM：低位钝缘支；Conus：圆锥动脉；High AM：高位锐缘支；Low AM：低位锐缘支；Kugel's：Kugel 动脉（房间隔前支）

后前位（PA）　　　　　　　　　左前斜位（LAO）

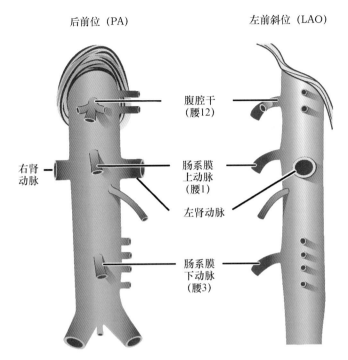

图 6.13　腹主动脉后前位和左前斜 90°投影示意图

丝置于胸椎 T12 水平并固定。将 4 Fr Cobra 导管（见第 3 章，图 3.10C）沿着导丝缓缓推入至超出导丝头端，撤出导丝。术者在 PA 位置的透视下推注造影剂进行测试，使导管顶端和相邻动脉的位置显影。然后术者慢慢地将导管逆时针整体转动，使导管尖端朝向 PA 角度影像中主动脉壁的右侧边界（图 6.14A）。为了便于将扭矩传递到导管的尖端，可以将导管轻轻前后推送。这种逐步旋转导管的方法能够避免导管尖端过度扭转。当导管到位后，缓慢回撤导管，直到导管"挂住"右肾动脉口的一角。接下来，术者顺时针轻轻转动导管以消除由先前的逆时针旋转产生的张力。如果压力曲线正常，进行测试注射以确保导管的尖端与右肾动脉的开口在同轴位置。完成这些准备工作后，开始在 PA 和对侧斜面（contralateral oblique）进行血管造影。在获得足够的影像后，顺时针转动导管使尖端从右肾动脉脱出，并将其指向屏幕的左侧。通常轻微回撤导管能有效地插入左肾动脉的开口。后续步骤与上述操作相同（图 6.14B）。

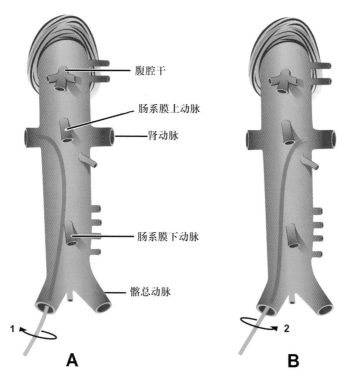

腹腔干

肠系膜上动脉

肾动脉

肠系膜下动脉

髂总动脉

图 6.14 选择性左肾动脉（A）和右肾动脉（B）插管；箭头显示的是导管旋转方向（详见文中）

选择性肠系膜动脉插管

通常使用 4 Fr Cobra 导管进行选择性肠系膜动脉插管。首先在能更好地观察到腹腔干的开口左侧位角度将导管插入腹腔干。J-tip 导丝位于 PA 角度中的胸椎 T11 水平处，4 Fr Cobra 导管沿导丝送入超过导丝头端，撤出导丝。用生理盐水冲洗导管后，术者在左侧位置的透视下进行测试注射，确定导管尖端和相邻动脉的位置。术者在透视下，将导管逐步逆时针旋转使导管尖端朝向屏幕上的主动脉前壁位置。为了便于将扭矩传递到导管尖端，可以将导管小幅推送和后拉。导管到位后，缓慢回撤导管，直到导管"挂住"腹腔干口一角（图 6.15A～B）。接下来，术者小幅顺时针方向旋转以消除之前逆时针旋转产生的导管张力。随后进行 PA 和 LL 角度的血管造影。

肠系膜上动脉和肠系膜下动脉造影的方法与腹主干的检查方法相同。肠系膜上动脉起源于腹腔动脉正下方，通常位于 L1～L2 椎骨的水

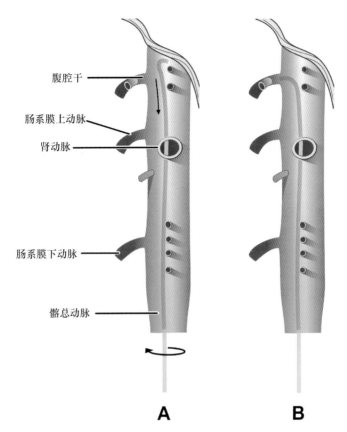

腹腔干

肠系膜上动脉

肾动脉

肠系膜下动脉

髂总动脉

A **B**

图 6.15 选择性腹腔干插管。**A.** 先将导管头端朝向主动脉前壁向上输送导管，随后后撤导管至腹腔干开口水平，轻微顺时针旋转可使导管挂住腹腔干开口（**B**，详见文中）

平。肠系膜下动脉在 L3 椎骨水平上甚至更低。肠系膜动脉全部源于腹主动脉前壁。其他导管包括 JR、IMA 和 RCB 导管也可以用来进行肠系膜动脉造影。

术者遇到下列问题如何处理？

心律失常

在心导管室长时间的心律失常发作根据常规高级生命支持（ACLS）方案进行治疗。众所周知，圆锥动脉、小的非优势右冠状动脉或任何开口狭窄的冠状动脉内不能用力推注造影剂，因为这都可能会导致室性心动过速和心室颤动。如果在除颤器正在准备期间持续性室性心动过速进展，则导管可以放置在左心室中并"抖动"几次，心律失常可能终止。

长时间的伴有低血压、恶心和出汗的心动过缓发作可能是血管迷走神经反应的表现，紧张的患者伴血容量不足时特别容易出现。为了治疗这种并发症，术者应开始快速补液并静脉注射 0.5～1.0 mg 阿托品和抬高下肢。在少数情况下上述纠正低血压措施无效时，可以静脉注射升压药。

肺水肿

肺水肿很少是造影剂注射的反应[5]，绝大多数情况下继发于心脏收缩或舒张功能不全的患者注射造影剂后左心室舒张末期压力突然增加时。早期的征兆是喉咙的痒感，其次是干咳和呼吸困难，呼吸急促，心动过速，烦躁和患者不能平卧。术者应立即进行干预来中止这种并发症的发展。舌下含服硝酸甘油，必要时重复，静脉注射利尿剂和面罩吸氧都是有效的治疗措施。如果仍不能缓解症状，可能需要双侧气道正压通气（BiPAP）或气管插管机械通气同时给予静脉血管扩张剂、利尿剂和主动脉内球囊反搏泵（IABP）进行血流动力学支持。有时作为最后的迅速急救办法，可以将大号注射器（60 ml）连接到三联三通管并快速抽取 150～200 ml 血液。

卒中

卒中是诊断性心导管检查术的一种灾难性并发症[6-7]。诊断性心导管检查术的主要卒中并发症是缺血性卒中，一般认为是由于栓塞（血凝块、动脉粥样硬化斑块物质、心脏瓣膜的钙化物、意外注射空气）或动脉夹层引起的。术者在术中和术后护理过程提高警惕性有助于控制围术期卒中的潜在的发病率和死亡率。早期诊断和正确处理需要神经科、神经放射科、介入神经放射科人员，必要时还需要神经外科人员的参与。如果患者在手术过程中发生卒中并被发现，术者首要先确认患者气道通畅，呼吸和循环稳定，呼叫卒中抢救团队，并确保静脉通路通畅、在位。接下来，术者缝合并固定动脉鞘，安排患者急诊行头颅 CT 平扫排除出血性卒中，并进行简单的神经系统检查以确定卒中发生位置，评估病情，并协助选择恰当的治疗。如果在行诊断性心导管检查术过程中对患者进行了抗凝治疗，直到头部的影像学检查证实出血为止都不建议逆转抗凝，因为如果卒中是缺血性的，则紧急逆转抗凝可使患者更容易发生血栓形成。是否急诊溶栓取决于卒中的严重程度，有无溶栓的绝对禁忌证以及急性卒中发生的时间［发生＜4.5 h 使用重组组织型纤溶酶原激活物（rt-PA）进行静脉溶栓治疗，发生＜6 h 行选择性动脉内 rt-PA 溶栓治疗］。一般在没有绝对禁忌证的情况下，如果临床症状改善较慢或不能快速改善，应开始静脉注射 rt-PA 治疗。另外还可以由神经介入医师进行选择性动脉内 rt-PA 注射或血管内机械血栓清除（时间窗口长达 8 h）。

皮质盲

皮质盲是目前诊断性心导管检查术中极为罕见的并发症[8]。有报道发生在用高渗和低渗造影剂进行选择性椎体或脑血管造影术的患者中，它也可以发生在非选择性左锁骨下动脉或头臂干血管造影术中。皮质盲发生在血管造影术后的 12 h 内，其特征在于双侧弱视或黑矇，但保持正常的瞳孔对光反射和眼外肌运动。伴随的临床症状可能会有所不同，包括头痛、精神状态变化、癫痫发作和记忆丧失。头部 CT 扫描显示出继发于血脑屏障通透性增加的造影剂外渗。皮质盲的临床预后相对良好，几天内可完全恢复，无需特殊治疗。

心肌梗死

诊断性心导管检查术期间的心肌梗死有可能发生，但相对较少。血栓掉入冠状动脉分支、医源性斑块破裂和血栓形成或冠状动脉夹层均可能造成心肌梗死。根据原因和严重程度，初始处理方法可能不同，但在大多数情况下，当涉及大动脉时，我们的目标是通过介入或外科手术及时重建血流。

冠状动脉、肾动脉和肠系膜动脉夹层

诊断性心导管检查术过程中较少发生自身冠状动脉或桥血管夹层，特别是使用小直径（4 Fr 和 5 Fr）导管时。在冠状动脉开口病变严重的患者中使用大直径或尖端较硬导管（AL 或 AR 导管）容易发生夹层。当用力推注造影剂时导管头端不与血管同轴是冠状动脉发生医源性夹层的另一个原因。如果操作不仔细，0.76 mm（0.03 英寸）导丝也可导致夹层。最严重的夹层是血管开口或血管近端夹层，不论是否伴有向下延伸。形态学上将夹层分为 6 个主要类型（表 6.7）。

冠状动脉左主干夹层可以通过内膜片的移位导致动脉急性闭塞，并且成为诊断医生最糟糕的噩梦之一。当术者意识到是左主干夹层时，应立即通知介入心脏病专家和心胸外科手术团队。同时，准备好主动脉内球囊反搏（IABP）泵和临时静脉起搏器。对这种并发症唯一有效的治疗是急诊 CABG 或左主干支架置入术。另一种需要紧急置入支架的临床情况是冠状动脉或外周动脉及桥血管的医源性螺旋夹层，置入支架可预防夹层向远端扩展和侧支闭塞，从而保留远端血流。个别情况下自身血管或静脉桥血管开口部位夹层可能延伸到升主动脉，其处理方法取决于夹层的范围。如果夹层局限于同侧冠状动脉窦，并且延伸到主动脉不

表 6.7　国家心、肺和血液研究所（NHLBI）冠状动脉夹层的形态学分类

分类	说明
A 型	血管腔内少许内膜撕裂透亮影，造影剂排空大致正常
B 型	平行的内膜撕裂成双腔，无明显造影剂潴留或轻度排空延迟
C 型	造影剂出现在血管内腔以外呈"假腔"；即使造影剂在血管中排空有滞留
D 型	螺旋形充盈缺损；造影剂于血流流过后常常有滞留
E 型	新出现的持续造影剂充盈缺损
F 型	病变进展使血流减少或管腔完全闭塞

超过 4 cm，则可以通过置入支架对血管的开口进行处理并密切观察。相反，任何扩展到主动脉大于 4 cm 的夹层都需要外科手术治疗。

主动脉压心室化或阻尼

使用冠状动脉端孔导管进行插管时常会出现主动脉压力"心室化"和"阻尼"，如果导管插入 LCA 口后主动脉压力波形显示上述变化，应考虑以下几个可能的原因，包括选择性插入 LAD 或 LCX，左主干开口狭窄，左主干口痉挛，导管深插或导管头贴在血管壁上。后两个问题很容易通过轻微回撤导管而解决，如果需要，可以通过轻微旋转调整导管头端同轴性。冠状动脉血管痉挛通常给予冠状动脉内注射 200 μg 硝酸甘油来治疗。

严重左主干狭窄的处理是非常困难和危险的。如果怀疑是这个问题，术者应将导管头端撤回主动脉，记录收缩期主动脉和左主干冠状动脉压力之间的梯度，询问患者有关症状并行 ECG 检查。如果患者没有胸部不适，生命体征稳定，没有观察到心电图变化，非治疗性介入心脏病专科医生需要通知导管室工作人员目前的情况，要求他们准备临时静脉起搏器和 IABP，同时确保通知一名治疗性介入医生。接下来，操作者可以考虑采取非选择性的冠状动脉窦造影，并且基于所获得的图像，将 JL 导管更换为小 1 Fr 或 2 Fr 直径尺寸的导管，重新小心向冠状动脉开口插管，或者放弃选择性插管，尤其是当冠状动脉血管及其远端分支充分显影时。如果决定重新插管，并且在重新插管时不发生压力和 ECG 变化，患者的症状和生命体征保持稳定，术者可以进行选择性冠状动脉造影。相反如果出现压力变化，术者可以使用 RAO 足位或 PA 足位与 LAO 头位投照结合的双平面投照，以快速注射造影剂方式进行一次电影采集，目的是使潜在 CABG 术的远端靶血管清晰可见。随后导管头端立即撤出到主动脉（"hit and run"技术）。术者应限制 LCA

开口的导管插管次数，以避免灾难性后果。在选择性冠状动脉血管造影期间没有造影剂回流到主动脉可以是严重左主干狭窄的另一个证据。

主动脉夹层

主动脉夹层大多是由于导管或导丝的粗暴操作造成的逆行夹层。多数这样的夹层是自限性的并可以自愈，不需要手术或介入干预。

冠状动脉或外周血管穿孔

诊断性心导管检查术血管穿孔极少见，主要见于介入治疗。治疗取决于出血的严重程度和围术期使用抗血小板和抗凝血剂的情况。球囊、覆膜支架和急诊外科手术都是可行的治疗方法。

栓塞

绝大多数情况下的空气栓塞是由于术者进行心导管检查术时的粗心大意造成的。通过严格按照血管造影术的步骤进行操作是可以避免这种并发症的[9]。需要强调的一点是导管与三联三通管路连接时，强烈推荐术者将导管基座与三联三通连接确保有液体从管道缓慢流出并且为"垂流"，以防止气泡进入到导管的头端。如果冠状动脉内发生空气栓塞，注入空气的量和疼痛症状决定是否会导致患者心电和血流动力学不稳定。一般来说，强烈的抽吸、盐水冲洗和冠状动脉内注射硝酸甘油是有效的。

导管扭曲、打结和凝血

曲度大而直径较小的导管（4 Fr 和 5 Fr），操作时需要更多的扭转，容易弯折但很少打结。最好的补救办法就是预防其发生。在操作导管时，术者应仔细观察导管打结或扭曲的迹象，例如突然出现阻尼伴有压力曲线低平、无论顺时针或逆时针转动仍难以转动导管的头端。术者旋转时小幅前后推送导管有助于扭转力传递到导管的头端。如果术者在操纵导管时怀疑出现这些问题，应在透视下全程检查导管。尽管采取了所有预防措施，术中仍可能会出现导管的扭曲/打结。最重要的是，几乎所有的扭曲/打结都可以通过血管内特定装置、导丝或常识去解开和去除。即使已经形成了一个复杂的结或扭曲，术者仍应该以冷静的头脑、耐心的方式来处理，这种情况下很少需要血管外科医生的帮助。以下主要介绍如何处理造影导管打结的问题。

若要解开导管远端靠近尖端形成的大环结，术者可尝试将导管尖端顶在主动脉壁上，通过导管将 J 型头直径 0.038 英寸的导丝小心地推入导线结环内（图 6.16）。

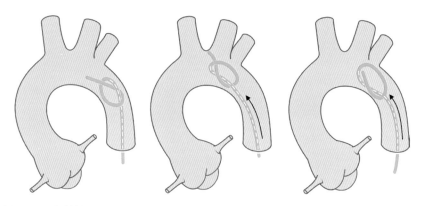

图 6.16 向前推送导管、松解导管打结示意图（详见文中）

　　这个操作成功的关键是在导丝通过大环结同时向前轻柔推动导管。这可能使结的直径增大，并逐渐使结松解开。一种"同向技术"被频繁用于解开血管造影导管形成的大环或小结，这种技术通过从肢体同侧另一入路送入带 J 型头导丝的松解导管来完成。操作在腹主动脉远端分叉以上进行。当松解导管的尖端定位在扭结的导管环处附近时，将带 J 型头导丝在 JR4 或 IMA 的引导下穿过结环。下一步就是术者在打结导管内送入一根加硬导丝至打结处（图 6.17）。

　　随后将松解导管中的 J 型头导丝更换成一根加硬导丝以提供额外的支撑。导丝支撑的打结导管和导丝支撑的松解导管的轻柔往复运动会使结逐渐松动并最终解开。

　　简单地将打结的导管撤出血管可能会导致血管的严重损伤，结太紧无法松解时需要使用其他方法。如果遇到 4 Fr 血管造影导管打结过紧

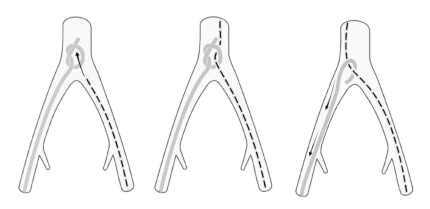

图 6.17 使用另一根导管松解导管打结示意图（详见文中）

无法松解开，想办法将结打得更紧，然后将血管穿刺鞘退出到体外的导管上。将导管撤出大约另一个鞘长度，用无菌剪刀在鞘和导管的基座处剪断。去除原鞘，在导管上套上新鞘（大 2 Fr），注意固定导管远端以防止其滑入血管腔内。这个办法是想将结拉入较大直径的鞘。在鞘放置后，应尝试在透视下将打结的导管穿过鞘。如果结不通过鞘内，则操作者不应该施加太大的力，因为这样可能导致形成"折叠"鞘，导致鞘打折进而损坏血管。术者应该逐级 1 Fr 加大鞘管直径，并将打结的导管撤回到鞘中，之后将鞘移除。这个方法在静脉通路途径效果更好，最初它就是为静脉操作设计的。如果处理 4 Fr 打结的导管，也可以在动脉通路中使用。

如果操作者面临复杂的扭结，则应该将其送至降主动脉或理想的腹主动脉远端，反向旋转导管，使用或不使用加硬导丝支撑并反复向前推进，在这个过程中结会逐渐打开。一些复杂的扭结需要引入额外的装置，例如勒除器（snare）、血管抓捕器或通过对侧动脉鞘插入的 Dotter retriever。这是为了抓住扭结导管的远端并固定，随后扭结的导管反向转动，有助于解开导管，这一操作不允许导管的远端持续沿相同的方向旋转。

当怀疑导管内出现血凝块时，术者不应该试图冲洗导管。相反，将导管后撤并在透视下旋转，以证明其没有贴靠在血管壁或进入小分支内。下一步是在透视下检查导管全程是否存在扭结。如果执行上述所有步骤并且没有发现原因，则要考虑导管内出现凝血。开通凝血导管的任何操作应在髂外动脉进行，以避免栓子进入中枢、胸或腹部动脉。将导管拉回到髂外动脉下方后，操作者在距离动脉鞘的基座约 7.62～10.16 cm（3～4 英寸）的距离用无菌剪刀切断导管，观察通过导管有无血液回流。如果没有观察到血液回流，血凝块很有可能位于导管的远端。为了取出凝血的导管，操作者可以尝试使用较细的 0.46～0.53 mm（0.018～0.021 英寸）的导丝来拉直导管，导丝在透视下通过导管末端轻轻地引入。这里往往存在将导管内血凝块推入动脉的风险，但考虑到导丝较细，特别是使用 5 Fr 或甚至 6 Fr 导管时出现这种情况风险很小。在透视下轻轻取出导管，为了防止导管或鞘的血液凝结，定期回抽和肝素化盐水冲洗非常重要，不要使导丝在动脉导管中停滞超过 2 min，定期冲洗它们，在预期手术时间较长或使用肱动脉通路的情况下，需要静脉注射肝素对患者进行全身抗凝以保持 ACT 在 200 s。

冠状动脉近端显影不清楚

深吸气可以减少近端血管弯曲度，因此要求患者深呼吸可能有助于拉直血管的近端弯曲并提高冠状动脉血管造影的质量。

其他手术风险或并发症可参见第五章和第十七章。

参考文献

1. Di Mario C, Sutaria N. Coronary angiography in the angioplasty era: projections with a meaning. *Heart.* 2005;91:968-976.

2. Patel MR, Bailey SR, Bonow RO, et al. ACCF/SCAI/AATS/AHA/ASE/ASNC/HFSA/HRS/SCCM/SCCT/SCMR/STS 2012 appropriate use criteria for diagnostic catheterization: a report of the American College of Cardiology Foundation Appropriate Use Criteria Task Force, Society for Cardiovascular Angiography and Interventions, American Association for Thoracic Surgery, American Heart Association, American Society of Echocardiography, American Society of Nuclear Cardiology, Heart Failure Society of America, Heart Rhythm Society, Society of Critical Care Medicine, Society of Cardiovascular Computed Tomography, Society for Cardiovascular Magnetic Resonance, and Society of Thoracic Surgeons. *J Am Coll Cardiol.* 2012;59(22):1995-2027.

3. Casserly IP, Messenger JC. Technique and catheters. *Cardiol Clin.* 2009;27:417-432.

4. White CJ, Jaff MR, Haskal ZJ, et al. Indications for renal arteriography at the time of coronary arteriography: a science advisory from the American Heart Association Committee on Diagnostic and Interventional Cardiac Catheterization, Council on Clinical Cardiology, and the Councils on Cardiovascular Radiology and Intervention and on Kidney in Cardiovascular Disease. *Circulation.* 2006;114:1892-1895.

5. Paul RE. Fatal non-cardiogenic pulmonary edema after intravenous non-ionic radiographic contrast. *Lancet.* 2002;359(9311):1037-1037.

6. Werner N, Zahn R, Zeymer U. Stroke in patients undergoing coronary angiography and percutaneous coronary intervention: incidence, predictors, outcome and therapeutic options. *Expert Rev Cardiovasc Ther.* 2012;10(10):1297-1305.

7. Hamon M, Baron JC, Viader F, Hamon M. Periprocedural stroke and catheterization. *Circulation.* 2008;118(678-683).

8. Math RS, Singh S, Bahl V. An uncommon complication after a common procedure. *J Invasive Cardiol.* 2008;20(10):E301-E303.

9. Dib J, Boyle AJ, Chan M, Resar JR. Coronary air embolism: a case report and review of the literature. *Cathet Cardiovasc Intervent.* 2006;68:897-900.

第七章

多功能导管

"实践最重要。"

——Periander

历史背景

Spencer King 教授于 1972 年将多功能导管技术引入 Emory 大学心脏导管室，他是在 Colorado 的 Denver 中心向 Fred Schoonmaker 教授学习的这种技术[1]。在 Emory 大学，这种技术在 John Douglas 教授那里得到了传承。在 Douglas 和 King 两人合著的书中曾对这种技术进行了详细的描述[2]。本章的讲解中增加了本书的一位作者（SDC）对这种技术多年来的一些心得体会，这些亮点会让读者对多功能导管技术的学习更加感兴趣[3]。

Andrea Gruentzig 教授一直梦想着能在门诊为患者用小号导管进行心导管检查。为了证明这一想法的可行性，他让一个名叫 Whit Whitworth 的心血管主治医师用小号导管为自己进行了心导管手术，手术后他卧床休息了几个小时，随后便出去跳舞了。那天晚上，他的穿刺点出现了血肿需要压迫止血，这让他又在床上多躺了几个小时。

Gruentzig 教授还梦想能为低危的门诊患者建立一个心导管室，让他们将心导管检查作为诊断过程中首先进行的检查。这种想法在 20 世纪 80 年代早期被实现了。Fisher 公司承诺为 Emory 大学和 Gruentzig 教授提供全套数字化的设备并计划建立一个心导管室。最终选址在 Emory 门诊的 A 楼底下的通道层后，就开始了建设。遗憾的是 Gruentzig 教授于 1985 年在飞机失事中丧生，没有看到导管室的建成。

导管室于 1986 年建成投入使用。最初按照 Gruentzig 教授的想法，使用了 4 Fr 和 5 Fr 的 Judkins 导管。由于这些导管的尺寸较小，在那些体型较大的患者、有主动脉瓣膜疾病的患者、主动脉扩张的患者中操作很难到位。导管很容易被主动脉瓣狭窄或关闭不全的反流、收缩期泵出的血流冲击移位。后来 6 Fr 的多功能导管由于其较好的操控性和较大的管腔内径被推广到临床一线使用，这种导管在最初使用时是无鞘操作的。Schoonmaker 教授将多功能导管最终发展为 7 Fr 和 8 Fr 的尺寸。6 Fr 的多功能造影导管直到门诊导管手术的概念被认可才被广泛应用，这也带动了用于介入治疗的 6 Fr 小号指引导管系统的研发。

目前供临床使用的还有 5 Fr 多功能造影导管，它可以在简单情况下使用。但是由于其容易打结、旋转困难还不适合使用旋转器、容易被主动脉瓣血流冲击移位等特点，较难操控。

6 Fr 多功能造影导管在 Emory 的门诊心导管室经受住了时间的考验。1991 年，我们报道了最初 3000 例患者使用这种导管的经验[3]，至今已有 26 000 名低危患者在 Andrea Gruentzig 门诊心导管室使用该导管接受了心导管检查。随着血管闭合器使用的推广，几乎所有患者在接受诊断性心导管检查后感觉更舒适并能较早出院。

多功能导管基础

股动脉穿刺成功并置入鞘管后，J 型头导丝需要在透视下送至升主动脉。造影导管和导丝需要在右前斜位和左前斜位于射线引导下操作输送至升主动脉。撤出导丝，导管抽吸后连接到三联三通连接管系统，这个过程中应避免任何空气进入导管系统。检查注射器并轻轻弹击注射器去除注射器中的小气泡。为了将空气进入系统的可能性降到最低，出于安全起见应将肝素盐水接口打开冲洗导管的三联三通连接系统。与系统连接的注射器也应做到没有空气气泡，以保证整个导管系统的"无气泡"化并预防在后期注射药物过程中造成的微气泡。当连接好整个系统后，在注射器充满造影剂之前需要回抽血液、冲洗系统数次以避免空气进入系统。在造影过程中应该注意造影剂的管道有时候也会带进空气。当造影剂用完需要更换时，最好在完全用尽之前就更换以避免管道中进入空气。

导管的扭动与旋转

多功能导管操作技术中扭动和旋转是两个非常关键的技术，它们是成功操控导管所必须掌握的技术。扭动可以使导管头端旋转。通过左手在鞘管外扭动导管并轻轻来回向鞘内推送可以将扭力传导到导管的头端。导管在血管鞘内、髂动脉、主动脉弓以及任何与主动脉壁接触的地方都是相对固定的。当对导管施加扭力时这种扭力在相对固定的导管上会不断累加，只有让导管轻轻在鞘管内来回推送才会让扭力释放到头端。这种方法会让金属丝编制成的导管中的扭力转化为头端的旋转。有时过度扭动导管产生的扭力过大会使导管在升主动脉内像直升机螺旋桨一样高速旋转，这种情况我们是很不愿意看到的。导管直径越小越容易蓄积扭力，也就越容易出现头端弹动。直径大的导管有点像鱼竿，轴心扭动会直接导致头端扭动。如果非常用力扭动导管后导管头端没有随着旋转，导管有可能出现打折，同时动脉压力监测也会出现阻尼的表现，甚至情况更糟，出现导管打结（通常出现在主动脉远端或者髂动脉的位置）。这种情况下只能沿着原来扭转方向的反方向进行扭转直到打结松解（具体方法在第六章有详细讲解）。理解这些基本原则能够帮助学习大管径和小管径的多功能导管的操控。

多功能导管和三联三通管的连接方法以及操控技术与第六章中所介绍的传统 Judkins 技术有所不同。所有导管的操控包括推送、回撤、扭动、旋转通常都是由左手操作完成的，抓握位置应尽量靠近导管露出动脉鞘管外部的近端。注射器和三联三通管应由右手操作（图 7.1）。

这种方式可以在压力关闭、导管变换位置的时候更容易进行"冒烟"（少量推注造影剂）操作。一开始学习这种技术的时候，最好是用两手操控造影导管。右手的中指和示指放在三联三通管与导管的连接处以便旋转导管，左手放在导管近鞘管的一端。扭转可以由右手进行并由左手传导扭力至鞘管内并最终传导到导管头端，使得导管头端转动到理想的位置。左手可以将导管从血管鞘内来回推送以方便扭力的传导（图 7.2）。

作为导管操作的一部分，术者应随时注意压力曲线是否出现阻尼或显著上升及下降。每当导管出现嵌顿或者导管进入左心室，压力监测应该注意阻尼波形或者左心室化的波形。如果压力波形不正常，说明导管有可能嵌顿血管或者进入了左心室，这时可以少量"冒烟"来证实。如果造影剂快速消失说明没有阻断血流，这时才可以安全地进行全量造影剂注射。

多功能导管进行左心室造影

在右前斜位，导管可以向前推送至左心室。有时在右冠窦（RCC）上方将导管上下推送同时轻轻顺时针旋转，导管会跨过主动脉瓣进入左心室。另外可以逆时针旋转导管使导管头端在升主动脉内打圈，头端向后指向无冠窦（NCC）。向前推送并轻轻顺时针旋转会使导管打圈向前跳至左冠窦（LCC）。如果导管没能跳至左冠窦，导管会在窦管结

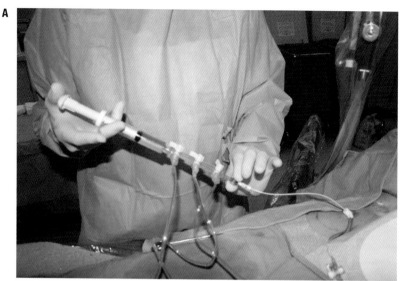

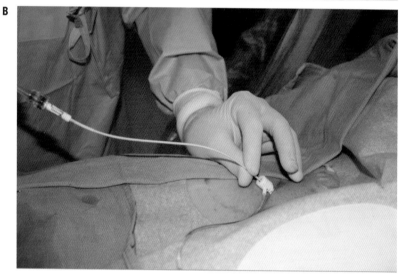

图 7.1 如何抓握和操作多功能导管基座（**图 A**）和鞘外部分（**图 B**）。**A.** 左手从基座处旋转导管，将扭力传至导管体部并进一步传导到导管头端。**B.** 左手抓住导管靠近鞘的部位适当操作，将之前从导管基座处旋转产生的扭力传导至导管头端

合脊上方打圈。然后应顺时针旋转导管使导管头端指向操作者的对侧（图 7.3）。

从这个位置导管打圈向前会通过主动脉瓣区域进入左心室。打圈导管的"膝部"通常会落到窦接合处使得导管头端落入左心室。从右前斜

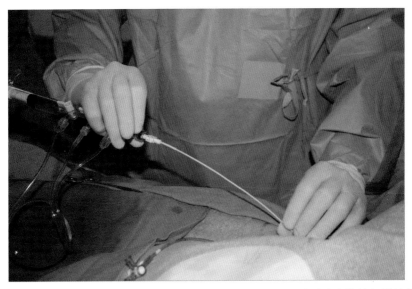

图 7. 2 双手操作导管的方法：右手在导管基座处旋转，左手同时从鞘外操纵导管使扭力传导至导管头端

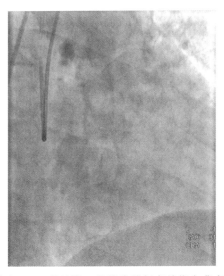

图 7. 3 多功能导管在 RAO 的显影。导管头端打弯并指向背离术者的方向，准备好上提导管时通过主动脉瓣或进入左冠状动脉窦

位能较易使导管进入左心室，并且能较好地防止向前推送导管时推送过度向前甚至不小心进入右冠状动脉（RCA）。当导管的头端进入左心室后应该略微朝上，而且导管应该能轻微上下活动证明其游离于心室壁

（图 7.4）。

在左前斜位，导管的方向应该轻微偏离室间隔。这时测量左心室舒张末压力（LVEDP）进行左心室造影。在进行左心室造影之前轻轻"冒烟"证实导管头端游离是非常重要的。徒手注射造影剂的力量基本是足够的，当注射造影剂时让患者半吸气后屏住呼吸可以让背景相对固定，图像更加清晰。如果术者让患者"深吸一口气后屏住呼吸"，患者通常会深吸气后做 Valsalva 动作，这样会使血流动力学发生变化并使膈抬高。

视频 7.1 显示左前斜位下使用多功能导管的左心室造影。视频 7.2 显示左前斜位下使用多功能导管的左心室造影。视频 7.3 则显示的是一个多功能导管在错误位置时进行的左心室造影。

在左心室腔过大或需精确计算二尖瓣反流时，优选猪尾导管进行高压注射。左心室造影结束后，用盐水将导管中的造影剂完全冲出后才能进行准确的造影后左心室舒张末压力（LVEDP）测定。随后可以在压力监测下将导管回撤至主动脉，注意是否存在跨主动脉压力阶差。

右冠状动脉（RCA）插管

从右前斜位将导管顺时针旋转会让导管前移进入右冠状动脉窦。将导管调整至右冠状动脉窦后可以方便导管头端进入右冠状动脉。

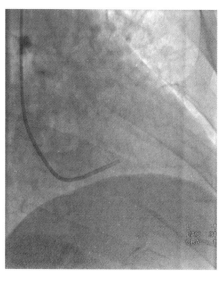

图 7.4 多功能导管进入左心室腔：导管头端游离并略指向前，如果头端不游离提示有可能陷入腱索或肌小梁之间

视频 7.4 显示了在右前斜位将多功能导管送入右冠状动脉开口的过程。从左前斜位操控导管也能到位，这两种方法应该都是可行的。首先可以看到在左前斜位上从右冠状动脉窦（右冠窦）上方向后回撤多功能导管并将导管头端顺时针旋转，这种操作方法与 JR 导管的操作方法是完全一致的（图 7.5A）。左前斜位操作的第二种方法是在右冠状动脉窦内 6 点钟的位置向前推送导管使导管头端变平以便向右冠状动脉开口方向移动并进入开口。

造影剂"冒烟"能够更好地帮助右冠状动脉开口的定位（图 7.6），需要记住的是右冠状动脉的开口位置多变，有可能在右冠窦底部、窦中部、窦脊部或者任何非常规位置。

视频 7.5 显示的是在右前斜位用多功能导管进行右冠状动脉插管的过程。这种方法与第六章中讲到的 JR 导管的操作方法非常相像。和前面看到的一样，这种方法在右冠状动脉开口向下的时候要比开口向上的时候容易操作。

视频 7.6 中显示的是在左前斜位上用多功能导管进行右冠状动脉插管的过程。这种插管方法在右冠状动脉起始部开口向下的时候更容易操作。然而，即使右冠状动脉起始段向上，这种方法也是可行的。多功能

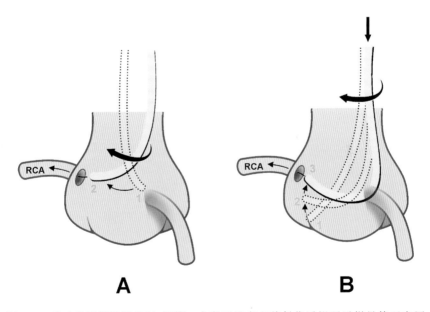

图 7.5 多功能导管进行 RCA 插管，术者可以在左前斜位透视下后撤导管至右冠状动脉窦水平旋转导管（**A**）或者在右冠状动脉窦 6 点位置向前推送导管，观察导管前段变平并使头端朝着 RCA 开口移动（**B**）。RCA：右冠状动脉

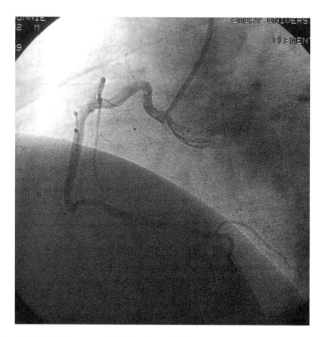

图 7.6 多功能导管进行 RCA 插管，采用旋转导管同时轻轻回撤的方法使头端进入 RCA

导管在右冠状动脉前开口的时候可以使用这种"sweep-around"技术进行插管（图 7.7）。当出现这种解剖结构的右冠状动脉时，导管有可能在无意间深插。如果顺时针旋转导管出现阻尼的压力曲线时就提示有可能出现了导管深插。

多功能导管的头端必须在冠状动脉窦水平以上时才能让导管在主动脉内旋转。否则无论在无冠窦内怎样旋转导管，导管的头端有可能始终无法离开 Valsalva 窦。单纯旋转不同时回撤导管会让导管不能离开无冠窦甚至让导管掉到右冠状动脉开口以下的位置。旋转导管时要注意将导管的头端始终保持在升主动脉起始部或者窦部。

在左前斜位上将多功能导管送至右冠状动脉的第二种方法是在右冠窦内 6 点的位置上前推导管（图 7.8），观察导管头端变平并向右冠状动脉开口方向移动并最终进入右冠状动脉开口。如果这种方法不能成功送入导管，应该将导管头端向右冠状动脉开口的位置下方旋转后再向前推送。

这种操作方法会让导管打圈同时头端朝向右冠状动脉开口的位置。当操作导管时，轻轻"冒烟"会帮助判断导管头端和右冠状动脉开口的相对位置。下文会详细讲述这种方法的操作细节。

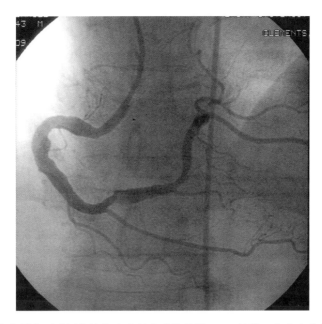

图 7.7 左前斜位下采用旋转方法进行多功能导管 RCA 插管，在这个位置 RCA 开口更靠前，使用 JR 导管插管更困难

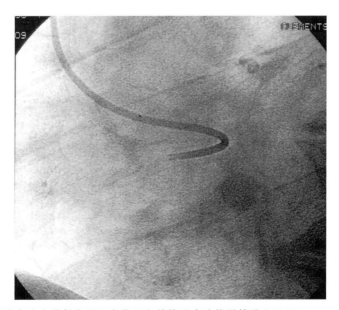

图 7.8 准备在左前斜位下 6 点位置向前推送多功能导管进入 RCA

使用第二种方法在窦内向前推送导管时一定要在 6 点钟位置上进行。第一步是将导管在右前斜位下送到右冠状动脉窦（图 7.9），然后

将机头调整至左前斜位。在左前斜位上此时导管经常是不到 6 点的位置（图 7.10），需要将导管轻轻顺时针旋转一点以达到垂直向下 6 点的位置（图 7.11）。不能在导管到位后再存在任何导管上的扭力。

　　当使用第二种方法在窦内向前推送导管时，应用左手前推导管同时在压力关闭状态下轻轻"冒烟"，观察导管头端向右冠状动脉开口移动。有时导管会较为稳定地移动，有时导管则会猛地跳向右冠状动脉开口（图 7.5B）。多功能导管接触到右冠状动脉开口后通过轻轻回撤稳定导管。这个动作其实会导致导管更加深入，如果出现这种情况，需要进一步回撤直至导管稳定。如果导管头端落到较右冠状动脉开口高的位置，轻轻回撤并顺时针方向扭转导管会使导管头端向前移动至更低的位置，甚至常常直接进入右冠状动脉开口。如果导管头端落到较右冠状动脉开口相对低的位置，用左手轻轻后撤并逆时针方向扭转导管则会让导管头端向上朝向右冠状动脉开口的位置。个别情况下，当导管头端刚好落到右冠状动脉开口的上方，持续向前推送会使导管形成大弯并最终进入右

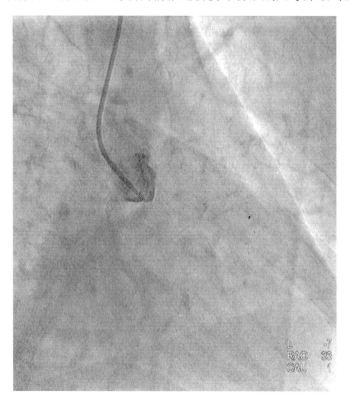

图 7.9　多功能导管被顺时针转向前，造影剂"冒烟"测试证实到位。下一步将机位换至左前斜位

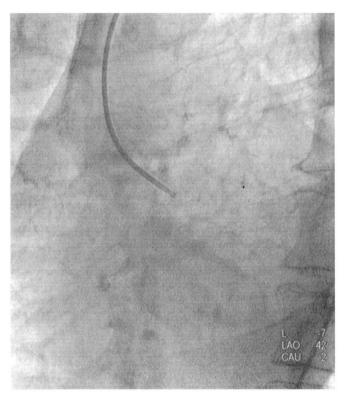

图 7.10　多功能导管在右前斜位下顺时针旋转后，导管头端距离左前斜位 6 点钟位置相差 90°，必须在这个位置进行顺时针旋转

冠状动脉开口（图 7.12）。虽然这样最终能够使导管进入右冠状动脉，操作者还是应该警惕这种情况的发生。

　　如果右冠状动脉开口不容易进入，最常见的原因是前开口，还有的情况是开口位置较高，有时甚至异常开口至左冠状动脉窦。这时应该进行右冠状动脉窦内造影来明确右冠状动脉开口的位置。

　　视频 7.7 记录了右冠状动脉窦内造影显示右冠状动脉开口的过程。高位右冠状动脉开口需要使用 JR 导管或者 Amplatz 型导管。当右冠状动脉开口向前过多时 JR 导管也不适合使用，需要 AL 导管甚至是曲棍球杆型的导管。右冠状动脉窦造影看不到开口的时候应首先想到右冠状动脉异常开口。有时当操作者在主动脉瓣上旋转导管时会进入异常开口的回旋支动脉，这种异常开口的动脉在使用 JR 导管时会由于其头端位于血管开口上方而常常被错过。回撤多功能导管并注射造影剂可以帮助发现此类异常血管开口（图 7.13）。

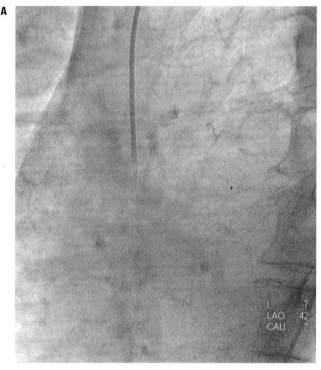

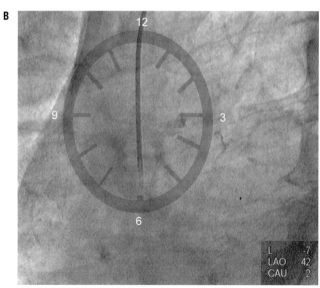

图 7.11 **A**. 多功能导管在左前斜位下指向 6 点钟位置。可以在右冠状动脉窦内向前推送导管形成一个平直的环，导管头端指向 RCA 开口。**B**. 在显示导管头端位置的影像上叠加钟表提示 6 点钟位置

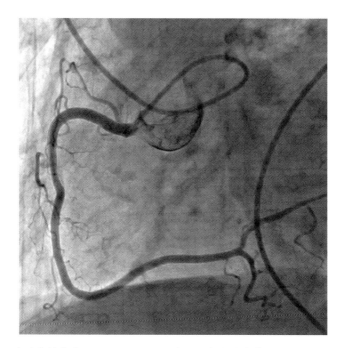

图 7. 12 多功能导管进入 RCA 开口后形成了一个大的弯曲

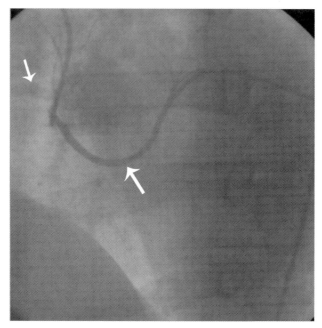

图 7. 13 多功能导管进入异常开口的 LCX，与 RCA 开口位置邻近但偏高。使用其他导管特别是 JR 导管从上方进入 RCA 开口时很容易忽略这个血管

　　进行完左前斜位、右前斜位和其他可显影更好的体位造影，回撤多功能导管。值得一提的是其他可显影更好的体位或正头位对评价右冠状动脉远端病变非常有帮助。由于回撤导管经常导致导管更加深入右冠状动脉，还是建议完全撤出导管。有时会在操作者误认为导管已经离开冠状动脉开口时，导管却仍深插在冠状动脉内，如果碰巧冠状动脉开口有斑块病变，导管深插会损伤斑块。

左冠状动脉（LCA）插管

　　右前斜位下将多功能导管在无冠窦（NCC）逆时针旋转进行左冠状动脉插管（图7.14）。

　　在无冠窦（NCC）内导管头端应该指向后。在这个位置上，操作者用左手抓住导管露出鞘管尾端1英寸（2.54 cm）的地方顺时针扭转一圈半并向前推送导管（图7.15A）。向前推送过程中，导管头端会向上、向前朝向左冠状动脉开口方向旋转（图7.15B）。

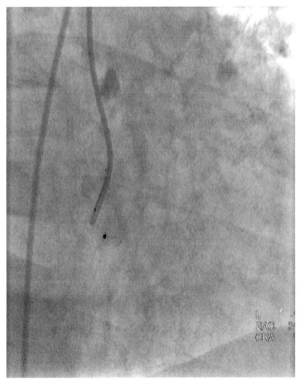

图7.14　多功能导管在无冠窦内逆时针旋转，可以朝着左冠状动脉窦或 LCA 开口方向向前推送同时顺时针旋转

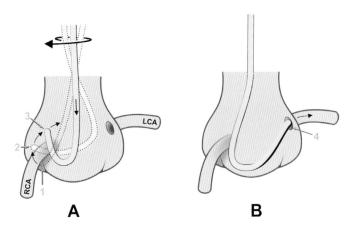

图 7.15 多功能导管采用以下步骤进行 LCA 插管。**A.** 左手在距鞘管基座 2.5 cm 的地方抓住导管，顺时针旋转半圈并同时向前推送导管。**B.** 向前推送时，导管头端向上、向前转向 LCA 开口。RCA：右冠状动脉；LCA：左冠状动脉

视频 7.8 显示的是用多功能导管在右前斜位进行左冠状动脉插管的过程，视频 7.9 显示了用同种方法为另一位患者插管的过程。这一操作可以由左手独立完成，右手可以配合推造影剂。导管必须要先进行扭转，这样在向前推送导管时这种扭力才会传导到导管头端，使得导管头端朝着左冠状动脉开口的位置向上向前移动。这个操作也可以由双手一起完成，但一般来说左手单手就足以操作（图 7.1 A～B）。如果需要双手操作，用右手和左手的拇指和示指分别握住导管。右手旋转导管一圈半同时左手抓住导管向前推送至无冠瓣（NCC）。这样操作后导管会移动到左冠状动脉（LCA）开口（图 7.2）。用两手操作时导管基座的扭力变化要比用左手单手操作时大，结果也就使两手操作的插管成功率相对较低。毕竟导管鞘和导管轴心的力的传导并不是——对应的。

常见的情况是导管打圈并且头端较左冠状动脉开口过于偏前（图 7.16）。这种情况下，需要逐步向后方"上行"至左冠状动脉的开口。

视频 7.10 示范的是用多功能导管在窦内"上行"插管左冠状动脉的过程。操作者逆时针扭转导管并且贴靠和背离左冠状动脉窦（LCC）壁会使导管头端向左冠状动脉开口移动。过于用力推送导管会导致导管头端跳出窦管脊，所有操作都要重新开始。为了让导管头端顺利进入左冠状动脉，操作者应根据导管头端的位置轻轻向前推送或回撤导管、顺时针或逆时针扭转导管。

有时通过在右前斜位上将导管送至右冠状动脉窦（RCC），左冠状

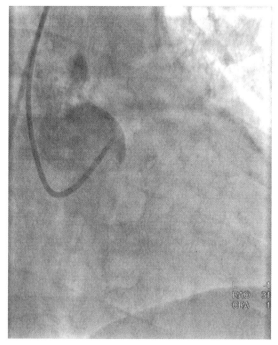

图 7.16 图中术者将多功能导管从无冠窦向前推送至左冠状动脉窦，但是导管头端向前落在 LCA 开口下方。从这个位置，必须采用逐步"上行"的办法让导管进入 LCA 开口

动脉可以由右侧进入。逆时针旋转并上下移动导管会使导管越过结合部进入左冠状动脉窦，在这个位置上可以"上行"至左冠状动脉开口（图 7.17）。再强调一下，操作者推送导管时一定要避免用力过猛所致的导管头端弹到窦管脊以上过高的位置。

　　当患者主动脉内径较窄时，有时可采用在右前斜位上在右冠窦内推送导管的方法进行左冠状动脉插管。这样操作导管有可能会进入右冠状动脉或者在主动脉内形成"猪尾"样打圈（图 7.18）。

　　视频 7.11 显示的是用多功能导管进行左冠状动脉插管的过程。

　　在这个位置上，逆时针旋转导管并轻轻回撤。随后导管打圈头端落入左冠状动脉窦，接着逐步上行到左冠状动脉开口。有时当其他方法都失败的时候，可以尝试从左心室回撤导管至主动脉同时逆时针旋转导管使导管落入左冠状动脉窦。

　　当导管在较小的主动脉内打圈并且头端位于窦管脊以上时，回撤导管通常不会让导管落入左冠状动脉窦，反而常常落入右冠状动脉窦。旋转导管直到其头端转到背离操作者的位置随后逐步后撤导管才最有可能

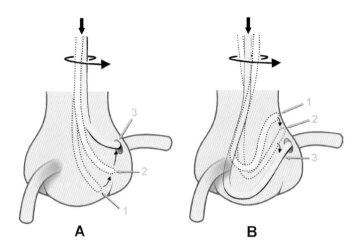

图 7.17　多功能导管进行 LCA 插管的步骤。**A.** 逆时针旋转导管贴靠、脱离左冠状动脉窦壁使导管头端向 LCA 开口移动。**B.** 通过逆时针旋转和上下移动，导管越过窦联合部位进入左冠状动脉窦，随后可以上提进入 LCA 开口

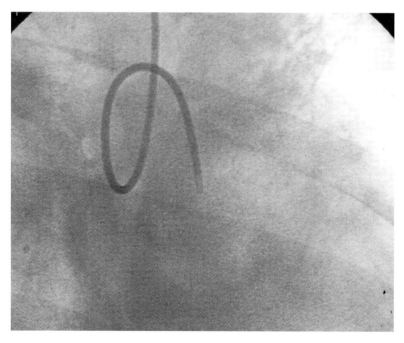

图 7.18　多功能导管在右冠状动脉窦内这个位置时，可以通过逆时针旋转进入左冠状动脉窦。轻轻回撤，当环打开时向前推送导管使其落入左冠状动脉窦

将导管调整至左冠状动脉窦（图 7.19）。这与推送导管进入左心室的起始位置相同。当导管头端落下时迅速推送导管会让导管头端向左冠状动脉开口部位上移。这里的推送是一个相对快的向下动作。虽然主动脉根部内径窄的患者中大部分能用多功能导管完成左冠状动脉插管，但如果短时间尝试不成功就应该换成第六章中讲到的较容易操作的 3.5 cm JL 导管来完成。在使用多功能导管时这是一个普遍适用的规则。如果多次尝试插管失败，应及时更换其他导管。操作者习惯选择其他方法而不是在一个方法上浪费时间。

冠状动脉桥血管

　　冠状动脉桥血管造影时也可以选用多功能导管。左冠状动脉桥血管应该从右前斜位上进行操作（虽然有些操作者习惯左前斜位）。

　　视频 7.12 显示的是在右前斜位上使用多功能导管进行左冠状动脉桥血管插管的操作。

　　视频 7.13 显示的是另外一例多功能导管行左冠状动脉桥血管造影。

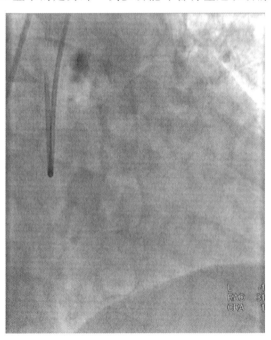

图 7.19　图像显示多功能导管在窦管结合部以上打圈，如果主动脉内径正常，回撤导管至环打时，有时它会自己落入左冠状动脉窦。如果这时顺时针旋转导管，导管会进入右冠状动脉窦

当寻找桥血管开口的时候，心胸外科医生在近主动脉段血管缝合线上留下的"O形环"标记是最有帮助的。

在主动脉上位置最低的桥血管是 LAD（如果没有使用内乳动脉）或对角支桥血管。向上跟着是中央动脉的静脉桥或前钝缘支、中间钝缘支以及后钝缘支的静脉桥。有些外科医师会在静脉桥血管的主动脉开口段放置较大的环状标记，这就使得这些桥血管非常容易找到。有的不太明显的记号则是桥血管起始部的小夹子。有些桥血管开口则没有任何标记（图 7.20A～E）。

当使用桡动脉或游离的内乳动脉（从锁骨下动脉截取）时，它们的主动脉端吻合口在静脉桥旁边或者原位左内乳动脉桥的主干旁边，不容易被发现。做手术之前尽量掌握这些信息对手术操作非常重要。这样不但能避免盲目寻找，还能减少射线量和节约造影剂的用量。这对肾功能不全的患者尤为重要。

上述桥血管在主动脉上的开口位置都属于常规位置，然而有些时候这些桥血管开口的位置是多变的。静脉桥吻合口的位置多变有时取决于外科医生的习惯，有时也是为了要避开升主动脉的动脉粥样硬化病变和钙化的病变部位。当导管检查先于外科冠状动脉旁路移植术进行时，如果发现升主动脉的钙化病变要及时告知外科手术医生。钙化病变特别严

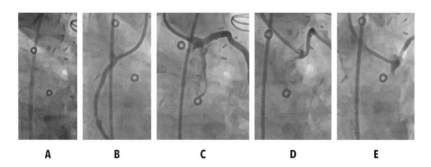

图 7.20　**A.** 主动脉在右前斜位显示两个冠状动脉桥血管标记。位置低的标记提示主动脉右侧右冠状动脉桥血管的标记，在主动脉的另一侧更高位置（主动脉左侧130°角）的标记提示左冠状动脉位置最高的桥血管；**B.** 逆时针旋转多功能导管直至进入右冠状动脉桥血管；**C.** 顺时针旋转多功能导管进入位置最高的大隐静脉桥（主动脉上右冠状动脉桥血管相反的方向），这支桥血管通常供应 LCX 的后侧钝缘支。**D.** 逆时针旋转导管退出桥血管开口，向下推送，再次顺时针旋转至下一个大隐静脉桥的位置，通常供应 LCX 中间钝缘支。**E.** 逆时针旋转导管退出第二个静脉桥血管开口，向下推送，顺时针旋转至最低位置的大隐静脉桥开口，通常供应对角支。这样就完成了 RCA 和 LCA 的桥血管造影

重时（如"蛋壳样"主动脉）进行外科手术是不安全的。横向夹闭主动脉或者在主动脉上做静脉桥吻合口的时候都有可能造成主动脉夹层。一旦确定了所有桥血管吻合口的位置，顺时针旋转多功能导管后导管头端通常会到达位置最低的桥血管开口。造影剂"冒烟"也可以帮助定位这些桥血管开口。

当顺时针扭转导管时，轻轻将导管上下移动能把扭力传导到导管的头端使其可控地轻微移动。如果导管进入到桥血管开口并经过造影剂"冒烟"证实后，轻轻向前对导管施压可以稳定导管。有时候需要通过逆时针扭转导管以中和之前顺时针的导管扭力。这样释放导管张力后注射造影剂就不会发生导管移位的情况。

固定好导管后就可以向隐静脉桥（SVG）注射造影剂了。如果SVG 只剩下残端，这时推送造影剂（drive-by）注射就仅是用来记录一下 SVG 的闭塞情况了。第一个 SVG 桥血管造影完成后，将多功能导管移到上方的另一个 SVG 要通过逆时针旋转、上提、再顺时针旋转导管来完成。这一过程可以反复重复直到所有的 SVG 桥血管插管造影完成。一定要搞清楚寻找的静脉桥的个数、是否存在分支静脉桥（"Y 型桥"）、是否存在多吻合口的序贯桥血管（"蛇形桥"）。在做自身冠状动脉血管造影时要注意寻找是否有意味着桥血管存在的竞争性血流。并且闭塞的桥血管经常在受血的血管上残留有"帐篷样"区域或者是血管上由小的SVG 桥血管残端所形成的小憩室。如果患者以前接受过冠状动脉旁路移植术，要彻底确认每一部分心肌都有原有的冠状动脉血管或桥血管供血。如果存在供血"空白区"就意味着可能仍有未找到的桥血管或原有冠状动脉。

主动脉右侧的隐静脉桥血管造影优选右前斜位，将导管头端在无冠窦（NCC）内逆时针扭转较容易到位。

视频 7.14 显示的是在右前斜位采用多功能导管进行右冠状动脉桥血管的造影过程。右冠状动脉 SVG 桥血管的开口位置有可能非常靠后。

操作者用左手握住鞘基座处逆时针旋转并同时轻轻上下移动导管头端通常能顺利使导管头端到达右冠状动脉 SVG 桥血管的开口。

视频 7.15 显示的是在左前斜位应用多功能导管进行的闭塞右冠状动脉桥血管造影过程。

操作者刚开始使用多功能导管的时候，左手应该握住导管靠近鞘基座的部位同时右手放在导管基座上。左手作为主动操作手用拇指和示指来扭转导管，放在导管基座上的右手帮助左手旋转导管。

个别情况下，导管需要送至锁骨下动脉造影显示内乳动脉，而内乳动脉导管的角度太大很难向上旋转至锁骨下动脉开口。多功能导管这时可以用来进行锁骨下动脉插管并由此向内乳动脉送入导丝。一次造影剂高压注射可以明确内乳动脉的位置，有时甚至也可以对血管管腔的通畅情况提供足够的信息。如果不能充分明确，利用多功能导管交换导丝后将内乳动脉导管送入锁骨下动脉直接进行内乳动脉插管造影。肾动脉也能采用多功能导管进行定位或部分插管并进行"drive-by"造影。

多功能导管还能用来通过主动脉瓣。这需要导管和直头钢丝联合使用。导丝上下移动的同时旋转导管头端就能成功地使导丝跨过主动脉瓣。虽然这种操作多在左前斜位下完成，右前斜位也可以作为选择。

富有挑战性的情况

下面有一些需要特殊技巧的情况：

- 主动脉根部较窄
- 髂动脉迂曲，老年人多见
- 主动脉根部增宽
- 降主动脉扭曲增宽
- 髂动脉疾患阻碍导管通过
- 身高较低
- 主动脉主干较长（可能需要 125 cm 的多功能导管）
- 冠状动脉开口异常

上述这些情况都有对应的解决办法。一般情况下用 Judkins 技术处理主动脉根部窄的问题。髂动脉迂曲可以使用长的弓状鞘将迂曲的动脉段撑直，细节详见第五章。操作者需要注意在扭转张力过大的时候导管会出现弹跳现象。如果出现这种情况，应反方向扭转导管直到导管的弹跳消失。主动脉根部增宽处理起来很困难，需要轻柔操控导管以减少主动脉穿孔或者夹层的风险。使用多功能导管在降主动脉增宽扭曲的患者中操作困难，更换使用 Judkins 技术要容易一些。非常扭曲的髂动脉对导管的阻碍可以使用长弓形鞘来解决。如果还是很难通过，使用比多功能导管大一号的鞘管有时能帮助解决这个问题。身高较低的患者多需要JL3.5 导管进行左回旋支 LCA 造影。身高较高或主动脉主干较长的患者需要使用更长的导管来操作。当存在冠状动脉起源异常时需要仔细寻找到供应左心室的所有血管。如果多功能导管不适合操作可以选用Amplatz 导管。

随着多功能导管技术的不断发展，越来越多的患者可以使用一根导管完成血管造影。在极少数情况下，如果不能成功使用多功能导管进行冠状动脉插管，可以选择其他类型导管完成检查。总之，多功能导管的使用是一个需要不断学习的过程。

参考文献

1. Schoonmaker FW, King SB. Coronary arteriography by the single catheter percutaneous femoral technique. Experience in 6800 cases. *Circulation.* 1974;50:735-740.

2. King SB, Douglas JS. *Coronary arteriography and angioplasty.* New York: McGraw-Hill; 1984.

3. Clements SD, Gatlin S. Outpatient cardiac catheterization: a report of 3,000 cases. *Clin Cardiol.* 1991;14(6):477-480.

影像图例

影像 7.1　右前斜位下使用多功能导管的左心室造影。

影像 7.2　左前斜位下使用多功能导管的左心室造影。

影像 7.3　多功能导管在错误位置时进行的左心室造影。

影像 7.4　右前斜位下使用多功能导管进行右冠状动脉插管的过程。

影像 7.5　右前斜位下使用多功能导管进行右冠状动脉插管的过程。

影像 7.6　左前斜位下使用多功能导管进行右冠状动脉插管的过程。

影像 7.7　右冠状动脉窦内造影显示右冠状动脉开口的过程。

影像 7.8　右前斜位下使用多功能导管进行左冠状动脉插管的过程。

影像 7.9　右前斜位下使用多功能导管进行左冠状动脉插管的过程。

影像 7.10　多功能导管通过窦内"上行"技术进行左冠状动脉插管的过程。

影像 7.11　使用多功能导管进行左冠状动脉插管的过程。

影像 7.12　右前斜位下使用多功能导管进行左冠状动脉桥血管插管的过程。

影像 7.13　使用多功能导管行左冠状动脉桥血管插管造影。

影像 7.14　右前斜位下使用多功能导管进行右冠状动脉桥血管插管的过程。

影像 7.15　左前斜位下使用多功能导管进行的闭塞的右冠状动脉桥血管插管的过程。

第八章

冠状动脉旁路移植术的血管造影

"在没有看到证据之前，永远不要假设任何事情。"

——Anonymous

静脉桥血管和游离的动脉桥血管

如果可以的话，在进行检查之前，回顾以前的心导管图像和报告是很重要的。手术报告和心导管图像有助于术者选择合适的策略，减少手术风险和时间。如第七章所述，大多数心胸外科医生都会在靠近主动脉的静脉桥吻合部位留下一个桥血管开口的标记。手术夹的位置有助于找到静脉桥血管来源的部位。另一个提示为：自身冠状动脉血管造影若显示一段无侧支血流或自身冠状动脉血流供应的心肌出现造影剂滞留，这意味着有通畅的桥血管在供应血液。有时，桥血管的逆灌注显影可能会帮助找到其起源部位。

外科植入静脉桥时会遵循某些规则：左冠状静脉桥的近主动脉端吻合位置通常在升主动脉左前表面垂直或水平地放置（即在左前斜和右前斜投影位置上主动脉右缘所在的位置），而右冠状动脉静脉桥的吻合口位于升主动脉右前表面（即在左前斜和右前斜投影位置上主动脉左缘所在的位置）（图 8.1）。钝缘支桥血管吻合口在主动脉的后表面，并可能需要一个 AL 管来方便插管。一般而言，右冠状动脉的静脉桥位于最下部，其次是左前降支、对角支及回旋支的钝缘支。

在每个病例中，第一个导管的选择可能会有所不同；JR 型冠状动脉导管最初可用于全部的隐静脉桥插管。自身冠状动脉导管造影结束后可以进行桥血管的插管和造影。自身冠状动脉造影可以提供桥血管的重要信息。例如，若造影提示来自于其他动脉的大量侧支血流流向桥血管所供应的冠状动脉，表明桥血管存在影响血供的严重狭窄或闭塞。整个桥血管的逆行灌注充盈或竞争性末梢血流的存在提示桥血管的管腔通畅；相反，在没有桥血管灌注或竞争血流存在的情况下，被搭桥血管远

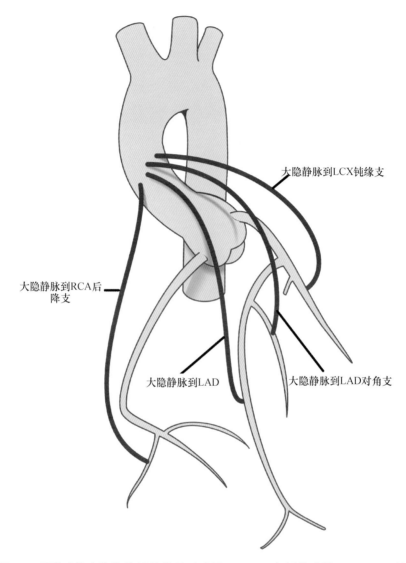

大隐静脉到LCX钝缘支

大隐静脉到RCA后
降支

大隐静脉到LAD

大隐静脉到LAD对角支

图8.1 冠状动脉大隐静脉桥的位置示意图。RCA：右冠状动脉；LAD，左前降
支；LCX，左回旋支

端血流正常则提示桥血管闭塞。

　　在操作者获取自身冠状动脉造影图像后，就可以开始尝试隐静脉桥
血管插管了[1]。在左前斜（LAO）45°，将 JR 导管的尖端轻轻在没有旋转
的情况下从右冠状动脉开口退回。导管顶部先挂在右冠状动脉的开口，
伸展，这样当导管离开右冠状动脉开口同时恢复其自然曲度的过程中有
可能进入一个静脉桥血管的开口。如果这个操作不成功，就通过慢慢地

在升主动脉上下顺时针或逆时针旋转移动导管来继续寻找桥血管的开口。

这个过程中有一些特定规则：

1. 大部分的移植静脉位于第二和第四胸骨缝合线之间。

2. 桥血管的开口通常靠近手术夹或特定的手术标记。

3. 右冠状动脉移植血管的最佳插管投影位置是 LAO 45°，而左冠状动脉移植血管插管的最佳投影位置是右前斜（RAO）30°。

4. 当 LAO 45°投影显示同轴导管插入右侧移植静脉开口时，导管头指向患者的右侧；当 RAO 30°投影显示同轴导管插入左侧移植静脉开口时，导管头也指向患者的右侧。相反，当 RAO 30°投影显示同轴导管插入右侧移植静脉开口时，导管头指向患者的左侧；当 LAO 45°投影显示同轴导管插入左侧移植静脉开口时，导管头也指向患者的左侧。

5. 如果导管头不能自由移动，导致向前推送时导管变形，操作者应停止操作导管，观察压力曲线，如果正常，进行一个小剂量造影测试观察。

6. 建议当导管头位置高于预期的桥血管开口时，顺时针方向旋转并轻轻向前推动导管，顺时针旋转会使导管头向足的方向移动，而轻微的向前移动可以将导管头固定在桥血管。

7. 导管尖端应与桥血管开口同轴，从而避免深插及压力波形出现阻尼现象。

8. 如果 JR 导管没有找到左侧移植血管开口，或者导管达不到主动脉的前壁——左冠状动脉移植血管的起源部位，或导管头端不能与朝上走行的移植静脉开口平行，应该尝试其他导管（表 8.1）。

表 8.1 用于冠状动脉旁路移植术的导管

右侧冠状动脉旁路移植术：
- 多功能导管
- 右冠状动脉桥血管导管
- 改良性右侧 Amplatz 导管
- 3D-RCA
- 左侧 Amplatz 导管

左侧冠状动脉旁路移植术：
- 左冠状动脉桥血管导管
- 多功能导管
- 左侧 Amplatz 导管（尤其适用于向上走行的大隐静脉移植和桥血管高于升主动脉时）
- 改良性右侧 Amplatz 导管
- 内乳动脉导管

如果桥血管插管失败，术者应在做出血管闭塞的结论前进行 LAO 和 RAO 双平面升主动脉造影。即使造影时血管没有显影，它对于诊断桥血管闭塞也没有 100% 的特异度。

9. 当安全完成桥血管插管时，进行 RAO 和 LAO 造影。如果术者想观察吻合口远端情况，可以进行额外投照角度的造影。移植到左回旋支钝缘支上的桥血管：RAO＋足位 30°，或正位＋足位 45°；移植到左前降支上的桥血管：RAO＋头位 30°，或正位＋头位 45°，LAO 45°＋头位 30°，或左侧位；移植到左前降支对角支上的桥血管：正位＋头位 45°，LAO 45°＋头位 30°；移植到右冠状动脉后降支及后外侧分支上的桥血管：RAO＋头位 30°，或正位＋头位 45°，或 LAO 45°＋头位 30°。

10. 操作者应避免当桥血管深插时进行造影，因为这样可能忽略开口处狭窄。如果诊断导管的头端与桥血管不同轴，那就可能会认为该移植血管是狭窄的，因为其开口可能朝上或朝下，会使造影显示不清。

使用左肱动脉或桡动脉途径，操作者使用长 J 型头导丝将 JR 导管置换为能成功进行桥血管插管的其他导管。后续步骤与前面章节所述的相同。在诊断性心导管检查过程中很少出现冠状动脉桥血管穿孔，主要出现在介入治疗过程中。穿孔的处理取决于出血的严重程度和围术期抗血小板和抗凝剂的使用。球囊压迫、覆膜支架和急诊手术都是可选择的治疗方案。

动脉血管桥

头臂动脉和锁骨下动脉造影时[1]，建议采用非离子型造影剂，以降低离子型高渗造影剂引起的神经毒性和手臂不适。JR 导管或内乳动脉（internal mammary artery，IMA）导管可以用来成功地插入双侧内乳动脉（图 8.2）。在 LAO 45°或后前位投影下，JR 导管放置于升主动脉远端靠近头臂干的位置。在透视引导下，术者缓慢地将导管整体进行逆时针旋转。这是通过缓慢、逐步（半圈）、逆时针旋转完成的。每转一次后稍作停顿就可以将扭力由导管尾端传送至导管头端，而这一力量刚好能够把导管头端朝向患者的头部。有时小幅进出推送导管可以更好地使扭力传导到导管头端。逐步旋转可以避免导管头端在主动脉弓内过度的翻转。一旦导管头端到位，缓慢回撤导管直到它的头部"跳入"头臂动脉。很容易观察到导管头端像掉入一个洞里一样在主动脉弓部突然移动。随后将右内乳动脉（right internal mammary artery，RIMA）作为观察对象，使用 5～6 ml 造影剂在后前位（PA）进行测试造影，以排

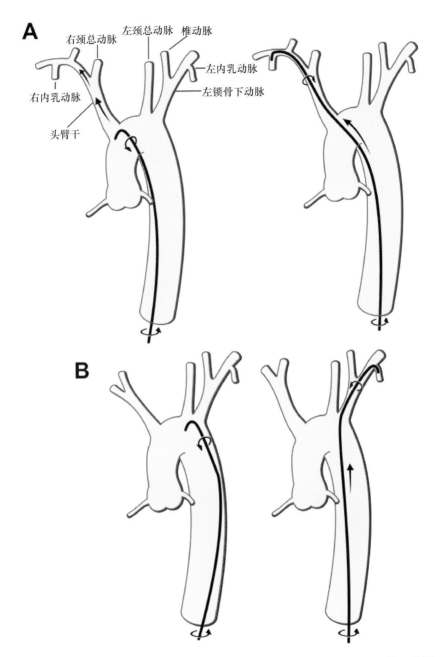

图8.2 选择性右内乳动脉（RIMA）（**A** 图）和左内乳动脉（LIMA）（**B** 图）插管示意图

除头臂干和（或）右锁骨下动脉狭窄和严重扭曲的情况。术者也可以通过造影定位到导管头端和邻近动脉的位置，因为有时导管头端会深插入靠近 RIMA 开口的右锁骨下动脉，或者 RIMA 可能直接起源于头臂干右锁骨下动脉开口前。如果导管的头端刚好送到 RIMA 的开口上方，操作者可以慢慢地顺时针旋转导管使其头端朝向前，因为 RIMA 开口在前下方。如果发生扭转过度，轻轻反方向旋转通常会解决这个问题。

导管插管前应在透视下多次注射造影剂测试以更好地定位。当导管头端到达合适的位置，应把导管慢慢回撤，直到导管"挂住"RIMA 的开口。此时术者应逆时针旋转导管半圈，消除之前顺时针旋转施加的张力，并检查压力曲线的情况；如果正常，操作者应进行测试造影以确保导管头端与内乳动脉开口处于同轴位置，从而避免内乳动脉夹层。急诊支架置入是及时发现这种并发症后的处理方法。有时需要患者将头转向左或右侧，做吸气或呼气动作，以方便将导管插入 RIMA 的开口。上述操作完成后，术者应采用 LAO 和 RAO＋头位的投照体位，关闭压力，将 6～8 ml 造影剂以初期缓慢上升、随后持续而稳定的力量推入使血管腔显影，以避免造影剂"冒烟"。

在 RIMA 导管检查时，导管头端最初常常落在 RIMA 开口近端头臂干起始处，这时需要使用长的 J 型头交换导丝。在导管内向前送入导丝至头臂动脉，通过轻轻旋转导管头端来避开右颈总动脉，从而将其放到右锁骨下动脉深处。然后通过导丝将 JR 导管更换为 IMA 导管，并在透视下沿导丝推进 IMA 导管进入锁骨下动脉。当导管放置在右锁骨下动脉的远端时，抽出导丝。随后进入 RIMA 的过程与 JR 导管相同。造影结束后，逆时针旋转导管使其头部脱离 RIMA 开口，然后将导管撤回到主动脉弓。

将 JR 或 IMA 导管放置在升主动脉远端，用 LAO 45°或正位投影可进行左锁骨下动脉插管。如前所述，当导管头端到位后慢慢回撤导管。首先导管头端会进入头臂动脉。继续回撤导管，导管返回主动脉。随后进一步往回退，使其进入左颈总动脉。轻轻拉回，直到导管再次返回主动脉，最后进入左锁骨下动脉。完成上述步骤后，和头臂干造影一样，在后前位或 LAO 位进行投照，明确导管头端的位置及左锁骨下动脉近端的弯曲程度，排除锁骨下动脉狭窄，并可观察到左内乳动脉（left internal mammary artery，LIMA）起始部位。当锁骨下动脉近端有明显弯曲时，应该进行 RAO 30°造影（RIMA 用 LAO 30°），从而更好地评估血管的弯曲程度。当获得左锁骨下动脉近端的造影图像后，操作者将机器调整为后前位，然后将导管基座与三联三通管的连接断开，接上 5～10 ml 注射器，回抽 1～2 ml 血液。长的 J 型头交换导丝能够通过导管安全地进入左锁骨下动脉远端，然后 JR 导管通过该导丝更换为 IMA

导管。导丝拔除后，将三联三通管连接到导管上；术者在透视下逆时针缓慢旋转导管，使导管头部向前移动。导管头端到位后，慢慢回撤导管，直到导管头端"挂住"LIMA 开口。导管插管前应在透视下多次注射造影剂测试以更好地定位。导管头端进入 LIMA 开口后，术者应检查压力，若正常，注射造影剂测试以确保其导管头部与 LIMA 开口同轴。这些预防措施做好之后就进行后前位和左侧位造影。如果不能做左侧位投照，那么 LAO 30°或 RAO 30°＋足位 20°造影也可以用来观察吻合口远端的情况。

血管造影结束后，在透视下缓慢地、逐步地（半圈）、顺时针旋转导管，将导管端头部轻轻移出 LIMA 开口。操作者在确定导管头部离开 LIMA 开口后，将导管撤回至降主动脉。如果 LIMA 起源于锁骨下动脉的垂直部分，那么使用诊断性的导管如 JR 或 Bernstein（AngioDynamics，Inc.，Latham，NY）导管则更易进行插管。

左锁骨下动脉插管的另一种方法是从主动脉弓下降段靠近它。这种方法是将 IMA 导管经 0.035 英寸（约 0.89 mm）的 J 型头导丝进入左锁骨下动脉；导丝尖部退到距离导管头部大约四分之一英寸（约 6 mm）的距离，这样使导管头部在接触到左锁骨下动脉时有更大的灵活性。在那里轻轻地逆时针旋转并慢慢向前推送导管头端进入动脉开口。后续步骤同前所述。

当通过肱动脉或桡动脉途径进行 RIMA 或 LIMA 插管时，术者应根据实际情况选择合适的一侧进行穿刺。RIMA 与左臂距离较远，反之亦然。另一方面，当选择了合适的穿刺入路，桥血管的插管通常会很容易。将 0.035 英寸的 J 型头导丝送入动脉鞘至左或右锁骨下动脉近端定位，然后沿导丝送入 IMA 导管并撤出导丝。插管成功后用生理盐水冲洗导管，并进行锁骨下动脉压力监测，随后在透视引导下推注造影剂检测，明确导管头端和邻近动脉的位置。术者缓慢、逐步（半转）旋转并后撤导管，LIMA 插管使用顺时针方向旋转，RIMA 插管使用逆时针方向旋转。当导管头端到位后，慢慢地拉回导管，直到导管的头部"挂到"IMA 的开口。后面的步骤同前所述。

临床中极少的病例需要通过右肱动脉入路向 LIMA 插管[2]。为了完成这一操作，首先要进行左锁骨下动脉插管。为此，可能要使用 Simmons sidewinder 导管（AngioDynamics，Inc），但如果没有此导管，左或右冠状动脉旁路导管可以替代。锁骨下动脉插管成功后，通过长的 0.035 英寸的 J 型头导丝将 Simmons 导管换为适用于 LIMA 开口插管的 IMA 导管。

当不能选择性进行 RIMA 或 LIMA 插管时，导管应尽可能放置在需要显影的动脉附近，对相应手臂的血压袖套充气至压力超过收缩压（与锁骨下动脉近端分支形成直接对比）进行非选择性造影[3]。非选择性锁骨下动脉造影也适用于锁骨下动脉窃血综合征的患者。

心胸外科医生常用的其他动脉桥血管包括：游离的 RIMA 和 LIMA、桡动脉和右胃网膜动脉。游离的 RIMA、LIMA 和桡动脉桥血管的造影方法与前述隐静脉桥的标准操作方法相似。这些桥血管的直径比静脉桥血管小。我们要切记，游离桡动脉在造影过程中具有痉挛倾向，因此建议在桥血管造影前选择性地注射 100 μg 硝酸甘油。右胃网膜动脉桥血管通常吻合在右侧或左侧的后降支。右胃网膜动脉为肝动脉分支，起源于腹腔干。肝动脉插管前，术者通常先要在左侧位投影下用 4F Cobra 导管对腹腔干进行插管。使用这一投影位置可以看清腹腔干的开口。长的交换亲水导丝经 4F 导管通过腹腔干和肝动脉进入右胃网膜动脉，并定位于右胃网膜动脉。为了配合导丝的运行，将旋转器放置在导线的尾部，并将其关闭。该旋转器可控制方向，协助术者旋转导丝进入分支动脉。当导丝最终定位于右胃网膜动脉后，用 Bernstein 导管替换 4F 导管，然后拔出导丝。在右胃网膜动脉插管成功后，术者进行 LAO 及 RAO 头位投射造影。当获得完整造影图像后，将导管的末端与三联三通管断开，然后在透视引导下将 J 型头导丝送至右胃网膜动脉，直到导丝尖端凸出于导管头端。最后将导管和导丝通过动脉鞘同时撤出。

参考文献

1. Casserly IP, Messenger JC. Technique and catheters. *Cardiol Clin.* 2009;27:417-432.

2. Cha KS, Kim MH. Feasibility and safety of concomitant left internal mammary arteriography at the setting of the right transradial coronary angiography. *Cathet Cardiovasc Intervent.* 2002;56:188-195.

3. Bhatt SN, Jorgensen MB, Aharonian VJ, Mahrer PR. Nonselective angiography of the internal mammary artery: a fast, reliable, and safe technique. *Cathet Cardiovasc Diagn.* 1995;36:194-198.

第九章

左心室和右心室造影、主动脉造影及肺动脉造影

"重要的不是你看什么，而是你看到了什么。"

——Henry David Thoreau

心脏的影像解剖和左心室造影

左、右心导管检查的术者不仅要对心脏的大体结构了如指掌，而且要熟知不同体位下血管造影影像对应的心脏解剖结构[1-2]。不同投影角度下左心系统的影像解剖详见图 9.1 和 9.2。

无论是否行左心室造影，左心室压力测定都是左心导管检查中要常规进行的操作。

左心导管检查的适应证包括：

1. 测量左心室舒张末压。

2. 明确主动脉瓣-左心室流出道或室腔内压力梯度。

3. 评估左心室收缩功能，是否存在节段性室壁运动异常情况（室壁瘤），及心肌活力。

4. 评价二尖瓣反流的严重程度

5. 明确及评价室间隔缺损的严重程度

当左心室舒张末压超过 25 mmHg 时，通常不建议行左心室造影，使用静脉利尿剂或舌下含服硝酸甘油降低左心室舒张末压后方可进行。

表 9.1 是左心室造影检查的禁忌证。

导管进入左心室

当导管要通过严重的主动脉瓣狭窄或预计操作很困难时，需进行全身肝素化，并在操作过程中维持活化凝血时间（ACT）在 200 s 以上。导丝需每 2 min 撤出导管进行清洗，导丝插入导管前导管需要进行充分

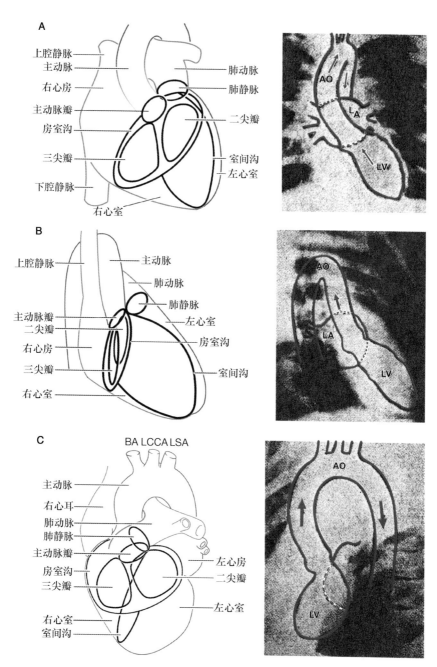

图 9.1 左心系统和主动脉不同投影角度下的影像解剖和对应示意图。**A.** 后前位；**B.** 右前斜位（RAO）；**C.** 左前斜位（LAO）；**D.** 左侧位。BA：头臂干；LCCA：左颈总动脉；LSA：左锁骨下动脉；AO：主动脉；LA：左心房；LV：左心室

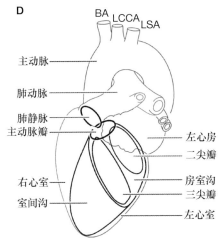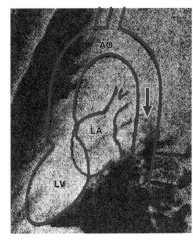

图 9.1（续）

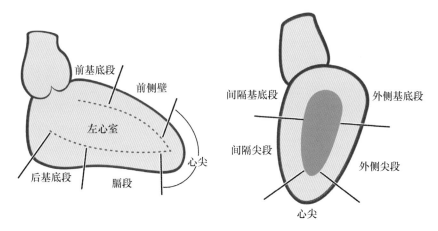

图 9.2 左心室右前斜位（**A**）和左前斜位（**B**）示意图

表 9.1 · 左心室造影的禁忌证

- 主动脉瓣机械瓣置换术后
- 主动脉瓣/二尖瓣心内膜炎活动期
- 活动性的左心室占位
- 左心室新鲜血栓
- 左心室心尖部陈旧性血栓[*]
- 心力衰竭失代偿期[**]
- 重度主动脉瓣狭窄[**]
- 冠状动脉左主干严重狭窄[**]

---

[*] 左心室造影及测压相对禁忌证

[**] 左心室造影绝对禁忌证，不是测压禁忌证

的回抽和冲洗。

成角的猪尾导管

成角的猪尾导管（详见第三章图 3.8）是专为进入左心室而设计的，这种设计可避免导管头端损伤到与其接触的心内膜。导管头的远端带有 6 个侧孔，这样可以使左心室腔快速地被造影剂填充满，同时可减少因高流量注射所引起的导管头端摆动。术者需要通过动脉鞘，在透视引导下使用 0.035 英寸、J 型头导丝将导管送入主动脉，在整个过程中要保持导丝头伸出导管。当导丝进入到主动脉弓并打圈时，这时可将导丝固定在窦管交界之上。推送导管，回撤导丝。在 RAO 30°的投照体位下，在升主动脉内旋转推送导管，直到猪尾导管的头端看起来像数字"6"，同时把它旋转至面向冠状动脉窦。这时术者缓慢地前送导管朝向主动脉瓣。有时候头端可轻松地脱入心室腔，但通常情况下，导管头端很容易被主动脉瓣所牵绊。这时，温柔地推送导管将导致导管头端屈曲。缓慢回撤导管同时轻微顺时针方向旋转导管使其伸直，同时嘱患者深吸气。通过这个动作，导管头端通常可进入心室腔，它可以稳定地停留在左心室中部，与左心室长轴很好地同轴。测量左心室收缩及舒张末压，并在呼气末时相以 200 mm 和 50 mm 的标度记录。当这个操作完成后，术者在透视下使用注射器少量注射造影剂，以调整导管的最佳位置，避免导管贴靠在左心室壁或缠绕在二尖瓣及其腱索上，第七章有详述。

如果遇到一个不典型的解剖形态、主动脉瓣硬化/钙化，或使用了小号的、4 Fr 或 5 Fr 直径的导管，无法使用上述方法通过主动脉瓣，可以采用下述使用导丝支撑的方法。首先，沿着 0.035 英寸的 J 型头导丝推送导管，直到导管的头端覆盖导丝头端，这时导丝保留在导管内。剩下的操作就和前面的方法完全相同。第二，在猪尾导管头端看起来像数字"6"之前的初始步骤是完全相同的。这时导丝可与瓣膜产生反作用力。有时导丝可以滑过瓣膜，如果这样不行，术者可以轻柔地将导丝送出导管头端 3～4 cm，使导管的头端变得弯曲，正如前面所描述的在主动脉窦内卷曲回来，与导丝一起轻轻地回撤导管。当导丝前端的弯曲变直，通常会通过主动脉瓣。如果导管头端的位置进入左心室过深和（或）随着心跳打弯，说明激惹了瓣下结构，需要重新调整导管位置。

监测左室压力和心电图期间，从三联三通管上卸下造影剂注射器，连接压力注射器。要安全地进行这个操作，技师会通过连接在压力注射器上的管路系统手动注入造影剂，直至造影剂从导管头的远端喷出。同时，术者打开三联三通管近端旋钮，让造影剂从瓶中流入三联三通管道。接下来，术者会将导管远端和压力注射器连接并锁紧，使用液体进行持续性冲洗排气。如果管道里还有空气，轻轻地敲击管道，同时将气泡吸进注射器内就可以很好地解决了。从左心室内回抽 8～10 ml 的血液到压力注射器内，在造影剂注入左心室进行透视指导之前，术者会轻轻敲击管道及分支以排尽所有的气泡。压力注射器在抽取造影剂的时候保持 80°～90°，这样所有的气泡都在密闭系统的最上端液平面，从而避免注入左心室。当这个步骤完成，再次确认注射系统中气泡已经完全排尽，术者开始设置注射参数。

这时导管在左心室中部适当的位置，医生会告知患者可能会在造影剂注射时感到全身发热或者有排尿的感觉。在术者进行影像采集时会嘱患者憋气，同时固定导管和鞘的连接部位防止导管回弹，并下达注射造影剂的指令。左心室造影的常规投照体位是 LAO 60°和 RAO 30°，持续采集直到造影剂完全排空。

压力注射器的通常设置容量为 30～50 ml 造影剂，流速为 12～15 ml/s，当使用 6F 的猪尾导管时可将流速在 0.5～1 s 内逐渐增加。除了心动过速患者外，透视帧数一般设置为 15 帧/秒，如果是心动过速患者透视帧数设置为 30 帧/秒。这些影像学参数是基于患者个体化差异及造影的目的而定。左心室扩张的患者需要大容量（50 ml）、高流速（15～20 ml/s）的注射参数，例如高的心脏排血量或者严重二尖瓣反流的患者（表 9.2）。通常情况，需要 RAO 45°及 LAO 60°＋头位 25°这两个投照体位来进行双平面左心室造影，评估二尖瓣反流的严重程度，造影时需要避免左心房和脊柱、左心室及降主动脉重叠。患者的心率应当很好地得到控制，如果患者有心动过速、频发期前收缩（早搏）或者未得到控制的心房颤动，则无法评估二尖瓣反流的严重程度。

还有一些因素可高估（如左心室流出道梗阻、高血压、早搏、导管缠绕二尖瓣腱索、导管距离二尖瓣太近）或低估（使用不恰当的导管和/或造影剂用量、注射速度缓慢、严重的左心室腔扩张、导管的位置过高）二尖瓣反流的严重程度（图 9.3）。因此，术者在对二尖瓣反流严

表 9.2　二尖瓣反流严重程度的造影分级

1. 轻度（1＋）：轻度、不完全的左心房显影，单个心搏可排空
2. 中度（2＋）：完全但微弱的左心房显影，数个心搏可基本排空
3. 中-重度（3＋）：1 个心搏后左心房仍完全显影，与左心室显影强度相同
4. 重度（4＋）：1 个心搏内左心房完全且强烈显影，肺静脉同时显影

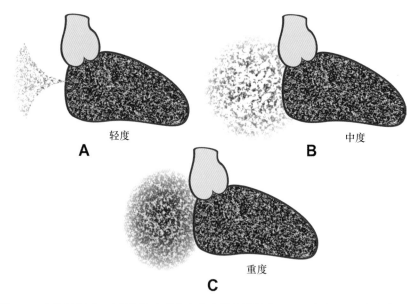

图 9.3　右前斜位下二尖瓣反流患者左心室造影显示轻度（**A**）、中度（**B**）和重度（**C**）二尖瓣反流

重程度下最终结论时需要考虑到上述因素。另一方面，如果患者有一个较小的心室或心排血量降低，在双平面法定性评估左心室收缩功能及心室节段性运动时，可使用小流量（30 ml）和低流速（10～12 ml/s）注射（表 9.3）。

可以通过左心室舒张末容积－左心室收缩末容积［LVEF＝（LVEDV－LVESV）/LVEDV］计算左心室射血分数，来定量评估左心室收缩功能。如果患者无法接受过多的造影剂，可推荐多功能导管，手推注射器注射 8～10 ml 造影剂进行左心室双平面造影，详见第七章。

表 9.4 是某些常见心脏疾病的常用投照体位。

获得足够的影像后，注射器与三联三通管重新连接。使用肝素盐水冲洗猪尾导管，测量左心室收缩末及舒张末压，并以纵轴为 200 mmHg、

表 9.3　左心室造影室壁运动分级

LAO 50°～60°投照——室间隔基底段、心室前侧壁和后侧壁
RAO 30°～40°投照——心室前基底段、前侧壁、心尖段、下心尖段、下基底段
- 正常
- 运动减弱——室壁向内的收缩功能下降
- 不能运动——室壁向内的收缩功能消失
- 反常运动——收缩时出现室壁矛盾运动

表 9.4 部分病变的理想投照体位

- 肌部室间隔缺损——LAO 60°＋头位 25°
- 膜周部室间隔缺损——LAO 80°
- 右心室流出道——RAO 30°＋头位 40°
- 人工二尖瓣——RAO 加/不加角度
- 人工主动脉瓣——LAO 加/不加角度

走纸速度为 50 mm/s 的规格进行记录。轻柔地后撤导管至升主动脉，可以记录到主动脉压，同时还可以评估是否有主动脉跨瓣压差。完成了这些压力记录，猪尾导管将沿主动脉弓、降主动脉撤出。

Judkins 右导管（JR 导管）

JR 端孔导管也可以用于跨主动脉瓣。在 LAO 60°投照体位下将导管送至窦管交界处直到导管头端在冠状窦内变弯。嘱患者深吸气的同时轻轻地顺时针旋转、后撤导管。通过这个操作，导管头可以进入左心室腔内，在 RAO 30°的投照体位下可以调整至与左心室长轴同轴，稳定在心室腔的中部。

如果遇到一个不典型的解剖形态，或主动脉瓣硬化、钙化阻碍了导管跨瓣的通过，可以使用导丝支撑技术达到跨瓣的目的。沿着 0.035 英寸的 J 型头导丝推送导管，直到导管的头端覆盖导丝头端。导丝保留在导管腔内直到在 LAO 60°投照下导管可以在升主动脉内旋转。推送导管至窦底变弯，轻微地回撤导管同时顺时针转半圈，这种旋转往往伴随着轻微的提插动作，主要是为了传送导管的扭控力。一旦导管头端由弯变直，导管头可以进入左心室腔内，调整导管与左心室长轴同轴，稳定在心室腔的中部。还有其他使用导丝辅助的方法，即导丝引导着导管进入左心室腔。沿着 0.035 英寸的 J 型头导丝推送导管（推荐使用 0.035 英寸、软的直头导丝），直到导丝头恰好不漏出导管。导丝保留在导管内，在 RAO 30°或 LAO 60°投照角度下导管可以在主动脉窦上方的升主动脉内旋转。这时推送导丝通过瓣膜。有时导丝的直头可以通过瓣膜，但如果不是，在导管的支撑下轻柔地向前推送导丝，导丝的头端 3~4 cm 就会在主动脉窦内卷曲起来。后撤导管的同时轻轻回撤导丝，弯曲导丝伸直后通常可以跨过瓣膜，这时术者就可以沿着导丝将导管推送至左心室。如果需要进行左心室造影，JR 导管将通过 0.035 英寸、240 cm 长的 J 型头导丝交换为带有角度的猪尾导管，不使用端孔导管进行造影主要是担心增加心内膜损伤的风险。为了完成交换，术者断开 JR4 导管与测压管的连接，经导管送入长的交换导丝，直到导丝在左心室露头。固定导丝，沿导丝撤出导管，再沿着导丝将猪尾导管送入左心室。交换操作的关键点是在透视下保持导丝头端在左心室腔中的位置。当猪尾导管到位后，即可回撤导丝。

Amplatz 左导管（AL 导管）

AL 端孔导管可用于主动脉瓣狭窄患者的跨瓣操作（特别是伴有升主动脉扩张的患者）。为了通过主动脉瓣，术者在透视下经 0.035 英寸、长的直软头交换导丝经动脉鞘将导管送入主动脉。在 RAO 30°的投照下，将导管前送至主动脉窦上方的升主动脉并保留导丝。这时，前送导丝朝向瓣膜。有时导丝会直接通过瓣膜，这时术者需要重新调整导管头端的位置来应对由于主动脉瓣狭窄所产生的高速血流，要注意导丝、导管头端容易被高速血流所弹开。重度钙化在透视下可以看到瓣膜的轮廓，在透视下钙化的瓣叶、瓣尖可帮助术者在轻柔的操作下导丝直接通过主动脉瓣。当导丝的头端通过主动脉瓣进入左心室腔，固定导丝，前送 AL 导管至左心室腔。撤出导丝记录左心室腔压力。通常，AL 导管通过长的交换导丝交换猪尾导管。

心脏的影像学解剖和右心室造影

正如上文提到的，不同角度投照下心脏造影的结构知识是极其重要的。不同投照角度下右心结构的轮廓在图 9.4 说明。

右心室造影在现代的心导管室已经很少有心脏科医生使用，主要是因为 3D 超声心动图和心脏磁共振提供了很多精确的信息，为临床诊断提供了帮助。右心室造影是非常安全的操作，除非是对重度肺动脉高压患者实施。如果是这类患者，需要减少造影剂的用量，通常使用直的猪尾导管或 Berman 多侧孔头端实心的球囊导管（见第三章，图 3.7）。在实施右心室造影前进行右心系统测压是非常重要的。将 Berman 导管置入右心室的方法与常规进行的 Swan-Ganz 头端球囊导管置入的方法相似。至于标准的直的猪尾导管，术者可使头端做弯或者使用弯导丝将导管带入右心室，但通常是在 Swan-Ganz 导管进入右心室后使用导丝交换技术置入猪尾导管。常规使用正位和左前斜同时加 15°～20°小头位双平面投照，这样可以避免右心室的短缩，同时可以很好地辨别右心室流出道及肺动脉。当右心室压力测量、记录完成，术者准备行右心室造

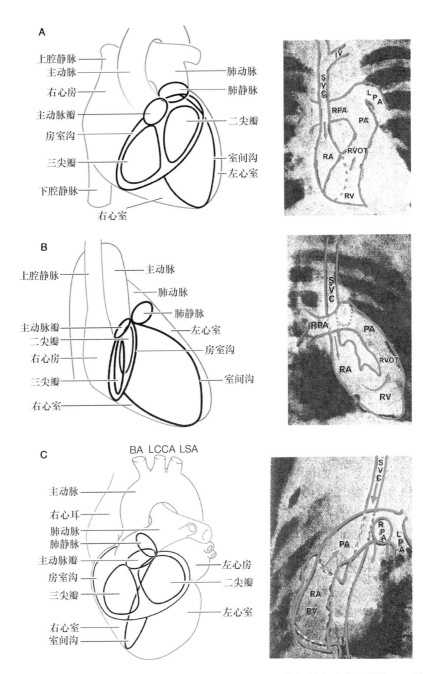

图 9.4　右心系统、肺动脉和腔静脉不同投影角度下的影像解剖和对应示意图。**A.** 后前位；**B.** 右前斜位；**C.** 左前斜位；**D.** 左侧位。SVC：上腔静脉；RA：右心房；IVC：下腔静脉；RV：右心室；PA：肺动脉；RPA：右肺动脉；LPA：左肺动脉；RVOT：右心室流出道；BA：头臂干；LCCA：左颈总动脉；LSA：左锁骨下动脉

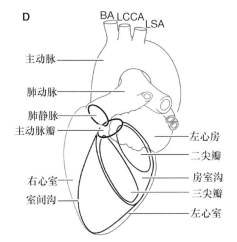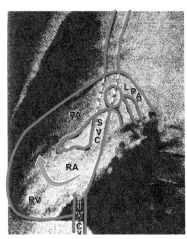

图 9.4（续）

影。通常设置造影剂量为 25～50 ml，注射速度为 15～25 ml/s。记录帧数设置为 15 帧/秒，以便于评估右心室容量和计算右心室收缩功能。

主动脉造影

主动脉造影常被用来评估主动脉瓣反流严重程度（表 9.5，图 9.5），明确主动脉的解剖（是否存在主动脉缩窄并明确缩窄的位置，动脉瘤及主动脉夹层的位置及大小），了解主动脉弓的类型，同时还可以发现变异的冠状动脉及冠状动脉旁路血管。

术者在最终对主动脉瓣反流严重程度下结论时仍需要考虑一些因素。以下因素可能会高估（高血压病、导管距离主动脉瓣太近）或低估（导管类型和/或造影剂剂量不匹配、注射速度缓慢、主动脉根部重度扩张、导管位置距离主动脉瓣太远）主动脉瓣反流。当开始进行操作时，术者在 LAO 60°的投照下通过 0.035 英寸的 J 型头导丝将直的 6F 猪尾

表 9.5　主动脉造影对主动脉瓣反流的分级

1. 轻度（1+）：轻度、不完全的左心室显影，单个心搏可排空
2. 中度（2+）：完全但微弱的左心室显影，数个心搏可基本排空
3. 中-重度（3+）：1 个心搏后左心室仍完全显影，与主动脉显影强度相同
4. 重度（4+）：1 个心搏内左心室完全且强烈显影

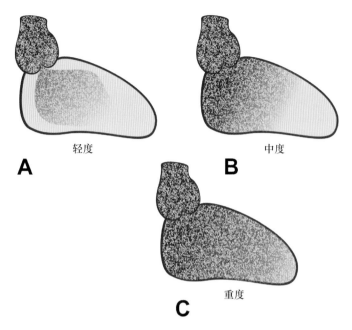

图 9.5　右前斜位下左心室造影显示轻度（A）、中度（B）和重度（C）主动脉瓣反流

导管送至窦管交界上方。撤除导丝，记录主动脉压力。通过少量注射造影冒烟的方法来确定导管的位置，也是排除导管头端进入主动脉夹层假腔可能性的非常重要的步骤。

主动脉造影压力注射器通常参数设置为造影剂 40~60 ml，注射速度 15~20 ml/s。投照角度为 LAO 60°＋头位 10°~20°，还有 RAO 30°投照角度。小的头位常用于显示主动脉根部、主动脉弓及减少对升主动脉、降主动脉段的短缩。造影剂完全排空即可完成造影采集。LAO 40°下主动脉弓造影需要患者配合将头尽量转向右侧。

如果造影显示存在主动脉缩窄，需要在连续压力监测下缓慢后撤导管测量压力阶差。如果压力阶差≥50 mmHg 则需要治疗。

对于降主动脉和腹主动脉造影可在正位和左侧位下进行。降主动脉造影可将直头猪尾导管头端放置在左锁骨下动脉的远端，腹主动脉造影可将导管头端放置在第 12 胸椎水平。使用这些角度来观察的好处是：①在两个正交投照角度下评估腹主动脉；②在左侧位投照下可以很好地观察肠系膜动脉的开口；③在正位下可以很好地显示肾动脉的开口。这些都给上述血管选择性造影提供了很好的信息。主动脉分支血管及髂动脉造影也可以在正位下使用直的猪尾导管完成，如果使用双平面系统造影，偶尔联合 RAO 或 LAO 30°~45°。

肺动脉造影

除非是对重度肺动脉高压患者实施肺动脉造影，这一检查是相对安全的。这类患者通常不推荐进行肺动脉造影，但如果需要，可以通过减少造影剂的用量，使用直的猪尾导管、Berman 多侧孔球囊导管（见第三章，图 3.7），或者 Grollman 导管（见第三章，图 3.8）来完成。Grollman 导管是一种预塑型的卷曲猪尾导管，可以很容易地进入右心室。通过顺时针旋转同时前送导管，导管头端可进入右心室流出道，在 J 型头导丝的引导下，可以跨过肺动脉瓣进入肺主动脉（图 9.6）。

强烈推荐在进行肺动脉造影前进行右心系统压力测定及氧饱和度测定。对于标准的直猪尾导管，术者可使头端做弯或者使用弯导丝将导管带入肺动脉，但通常是在 Swan-Ganz 导管进入肺动脉后使用导丝交换技术置入猪尾导管。肺动脉压力记录完成后，术者将进行肺动脉造影（参见前面主动脉造影的方法）。肺主动脉通常采用双投照角度造影，肺动脉分支采用正位及头位 30°投照体位，LAO 45°可以观察到左肺动脉，RAO 45°可以观察到右肺动脉。通常设置造影剂量为 30~50 ml，注射速度 15~20 ml/s。肺动脉高压的患者则采用低速注射少量造影剂的方法，这样可以避免由于右心系统压力急速升高而引起的急性右心衰竭。当上述步骤完成，再次确认右心系统压力，导管将通过导丝沿静脉鞘撤出。无论是跨瓣或者进行左右心室造影、主动脉造影及肺动脉造影，术者都应了解操作相关的严重并发症，并进行有效的预防。

当术者遇到下列问题时该怎样处理？

急性瓣膜损伤

急性瓣膜损伤是很罕见的并发症，除非术者在钙化主动脉生物瓣的患者跨瓣操作时可遇到这种情况。因此，对于这种患者推荐使用 0.035 英寸的软直头导丝来跨瓣，然后通过导丝推送导管。正常的主动脉瓣有很好的抗损伤能力，除非术者没有经验或跨瓣操作时过于粗暴。当使用压力注射器进行左心室造影时可能对二尖瓣瓣周装置造成损伤。猪尾导管缠绕二尖瓣腱索可导致二尖瓣损伤。严重的急性二尖瓣反流可导致临床情况急剧恶化。

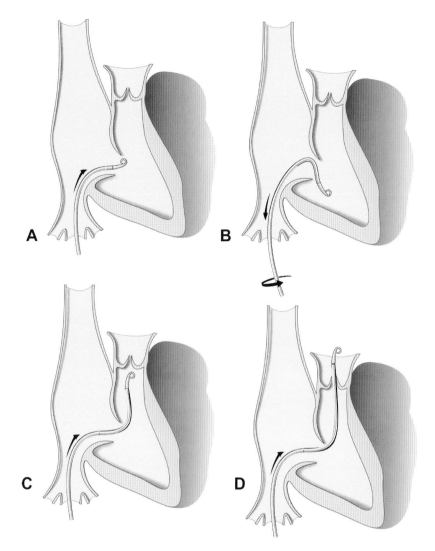

图 9.6　使用 Grollman 导管进行肺动脉导管检查的步骤：导管送入右心室（**A**），顺时针旋转导管并同时向前推送至右心室流出道（**B**），向肺动脉瓣方向推送导管（**C**），最后通过瓣膜进入肺总动脉（**D**）

心室穿孔或破裂

心室穿孔或破裂只有在心室腔内过于暴力地操作导丝或导管时才会发生。另一种可能原因是当导管顶在室壁上进行造影剂注射时。症状轻微的患者只是心内膜的造影剂滞留伴有室性心律失常，如果是严重的病例，心室游离壁破裂对患者将是灾难性的后果。因此在注射造影剂时，当术者发现有心肌造影剂滞留或室性心律失常发生时应立即后撤导管。

完全性心脏传导阻滞

患者存在固有右束支传导阻滞时可能会发生完全性心脏传导阻滞，这种阻滞往往是向左心室内插入猪尾导管时发生一过性左束支损伤引起的，当然其他导管也会引起类似情况。

主动脉夹层

尽管部分夹层患者可以通过置入主动脉支架来处理，但升主动脉及主动脉弓部的夹层仍是外科修补的适应证。对于绝大部分没有合并重要脏器受累的降主动脉及腹主动脉夹层，可以通过严密观察进行保守治疗。逆向的主动脉夹层大多是由暴力操作导丝、导管所造成的，谨慎小心的操作可以很好地避免。大部分夹层可以自愈而不需要外科修补或经皮介入治疗去封闭。对新发夹层患者进行主动脉造影时，如果导管意外地插入假腔，使用压力注射器进行主动脉造影时可导致夹层延展。术者往往通过监测主动脉压的波形及没有任何阻力地从导管尾端抽出回血来确认导管头端没有处在夹层动脉瘤的假腔。主动脉远端的夹层可以沿着主动脉的左后侧面延展至左侧的髂动脉。这种情况下，如果患者血管入路为左股动脉，则容易进入假腔。真腔往往可以通过右侧的桡动脉/肱动脉或者右侧的股动脉进入。需要造影时，首先要进行"冒烟"确认导管的头端在真腔。如果发现"冒烟"后造影剂排空延迟或造影剂停留，则考虑导管的头端是在假腔。

主动脉破裂

主动脉破裂更是罕见，如果发生则需要心胸外科医生或血管外科医生紧急处理。只有少数情况下血管外科医生可以通过置入主动脉覆膜支架的方式来解决。

过小心室的导管定位

如果遇到这种情况，直头的猪尾导管要比成角度猪尾导管更容易操控。对于较小心室的患者，采用成角度猪尾导管操作而不触发心律失常是非常困难的，这时直头导管就可以很轻松地在左心室内旋转。

对于其他潜在的并发症，诸如心肌梗死、卒中、肺水肿、血管迷走反射、室性心律失常、外周血栓栓塞和空气栓塞等，可参见第六章。

参考文献

1. Gigliotti OS, Babb JD, Dieter RS, et al. Optimal use of left ventriculography at the time of cardiac catheterization: A consensus statement from the society for cardiovascular angiography and interventions. *Catheter Cardiovasc Interv.* 2015;85(2):181-191.

2. Casserly IP, Messenger JC. Technique and catheters. *Cardiol Clin.* 2009; 27:417-432.

第十章

右心导管术

"脱离困境的最佳方式就是战胜困境。"

—Anonymous

手术并发症与适应证

心导管室的每项手术都有相应的适应证和禁忌证，右心导管术也不例外（表 10.1 和表 10.2）。大多数右心导管术采用直径 7～8 Fr 的球囊漂浮多腔导管完成，这种导管可以以热稀释法测量心排血量[1-2]。导管插入前，术者通过水下注气来检查球囊是否存在漏气的情况，冲洗导管腔，并在右心房中心处将压力传感器校零。当导管远端端口连接到压力传感器后，确保导管内无气泡（避免"欠阻尼"或"过阻尼"的压力描记）。如果传感器的定位太高，测量的压力会较低，反之亦然；心脏与压力传感器水平线的距离每差 1 英寸（约 2.54 cm），将产生 2 mmHg 的差值。

如患者心电图显示为左束支传导阻滞，则应谨慎地进行右心导管术，以避免合并医源性右束支传导阻滞导致完全性房室传导阻滞的可能。建议准备临时起搏器，以防医源完全性房室传导阻滞持续时间过长。在所有前期准备工作完成后，术者将导管头端送入 7～8 Fr 的静脉鞘内，直到导管的 20 cm 标记进入鞘内。如果遇到阻力，不要推送导管，强行推送可能会造成血管穿孔。在球囊充气并记录压力后，术者可在透视下将导管推送至右心系统。

股静脉途径

当使用股静脉途径进行右心导管术时，导管通过下腔静脉朝右心房推送，然后进入上腔静脉（图 10.1）。通过球囊充气引导导管通过下腔静脉时，导管头端远离脊柱旁的征象提示导管进入分支静脉（肝、肾）。

表 10.1　诊断性右心导管术的适应证

适应证	备注
急性心肌梗死	并发低血压、心力衰竭、窦性心动过速、右心室梗死或机械性并发症（室间隔穿孔、心脏压塞或急性二尖瓣反流）
评估容量状态	当体检不可靠时
重度左心室衰竭	指导正性肌力药、利尿剂及减轻心脏后负荷的管理
不同休克状态的鉴别诊断	心源性、分布性或者血容量不足性及指导治疗
心脏移植患者的风险评估	
心脏压塞	尽管可以使用超声心动图进行诊断，但在没有超声设备或者超声结果不明确，或者心包穿刺的风险或难度较高时，可选择肺动脉导管术
评估心内分流的水平及程度	特别是当经胸超声心动图无法诊断时
缩窄性心包炎和限制型心肌病的鉴别	
重度肺动脉高压	

表 10.2　诊断性右心导管术的禁忌证

绝对禁忌证	相对禁忌证
右心心内膜炎	凝血功能障碍（INR＞2，血小板＜$20\times10^3/mm^3$）
三尖瓣或肺动脉瓣机械瓣	三尖瓣或肺动脉瓣生物瓣
右心室肿瘤或血栓	新植入的起搏器或除颤器（除非采用透视引导）
积极治疗无效的晚期疾病	左束支传导阻滞（植入临时起搏器后可进行）

　　为了纠正这个错误，操作人员后撤导管，轻微转动，然后继续推送。为了使导管进入上腔静脉中，从后前位的角度看，术者缓慢地将导管逆时针扭动，并将尖端引导至右心房侧壁（图 10.1A）。后续的逆时针旋转和轻微推送导管通常会使得导管尖端进入与右心房后外侧壁邻接的上腔静脉。这些缓慢的、逐步的逆时针（半圈）旋转应借两手的手指进行，右手控制导管的轴向，左手控制静脉鞘外的导管进行前送或者后撤。每转动一下，要停顿少量时间，以便传递导管的扭控力。借助这种方式，术者会避免导管受力过大或产生扭结。为了便于这一过程的进行，每次调整导管的幅度应非常小。如果操作失败，术者将右心导管的近端与连接管断开，并在透视引导下使用 0.025 英寸（0.635 mm）的 J 型头导丝穿入导管。术者在导丝尾端连接一个旋转器，并锁死阀门，以便在需要时更方便地操作导丝，还可以防止导丝滑出。完成之后，术

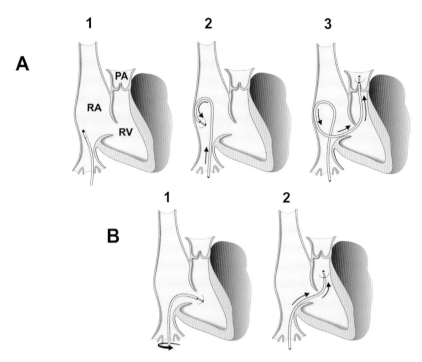

图 10.1 Swan-Ganz 导管经股动脉途径进入肺动脉的两种方法。**A.** Swan-Ganz 导管送入右心房后，旋转导管使头端指向右心房侧壁，并继续向前推送至碰到心房壁。进一步向前推送使导管打圈，头端指向三尖瓣开口。随后导管会在向前推送时跨过三尖瓣，进入右心室和肺动脉。**B.** 顺时针旋转导管，使导管头端指向患者的左侧，并位于低位右心房朝向房间隔的位置。向前推送跨过三尖瓣送入右心室。接着顺时针旋转导管使导管头端转向上方的右心室流出道。PA：肺动脉；RA：右心房；RV：右心室

者轻轻地为球囊放气，并在转动导管的同时，在透视引导下轻轻地推进和撤回导丝末端，探测上腔静脉的入口。当导丝安全地在上腔静脉中定位后，沿导丝前送右心导管，并放置在无名静脉的连接处附近。随后撤出导丝，抽吸回血，冲洗导管，记录上腔静脉的压力。

接下来，术者从右心导管的远端抽出 1～2 ml 血液，然后依次分别将三个 5 ml 肝素化的注射器接至连接管。从上腔静脉抽 1～2 ml 血液至每个注射器中以测量平均氧饱和度。冲洗导管，并撤至上腔静脉下部（靠近其与右心房的连接处），重复上述步骤，采集血样，测定氧饱和度。再次冲洗导管，并撤至右心房，记录压力情况，并与上腔静脉相同的方式在 3 个位置（右心房的高、中、低位置）采取 3 个血样。每一步，导管都需彻底冲洗。

接下来，对球囊充气，通过顺时针方向旋转导管末端，朝向患者的左侧转动，于右心房的下部指向其前内侧壁，跨过三尖瓣进入右心室，记录压力，并抽取 3 份血液样本测定血氧含量。如果怀疑有分流，可以在右心室心尖部、右心室中部和右心室流出道 3 个位置获得 3 个血液标本。有时，导管进入右心室会遇到困难，可以采取下述三种替代方法。第一种方法是将导管放置在下腔静脉下段，然后缓慢地施加顺时针扭矩，直到导管尖端指向患者身体的右侧。完成这一步后，将带有充气球囊的导管向肝静脉缓慢推送。当其置于肝静脉时，术者轻轻地推送导管，使导管变得弯曲，在右心房打圈，回撤导管时导管头端进入右心房，之前的导线张力有助其进入右心室（图 10.1B）。第二种方法是在右心房中对球囊放气，轻轻转动导管将尖端指向右心房的侧壁（屏幕上9～11 点钟的位置），轻轻前送，直到尖端接触心房壁。进一步轻柔地向前对导管施力，使得导管成环状。一旦环形成，对球囊充气，使尖端指向三尖瓣，进一步推动尖端穿过三尖瓣进入右心室（图 10.1A）。第三种选择是利用直径 0.025 英寸的 J 型头导丝将第一种和第二种方法结合。用导丝穿过三尖瓣并进入右心室，导管缓慢地沿其滑入右心室中，接着移除导丝，对球囊充气。

有时候，一些术者将 1.5 ml 生理盐水或将生理盐水与造影剂各半的混合物注入球囊，借助重力促使球囊穿过三尖瓣。成功后，液体被吸出，球囊重新充气。在第二种方法中，导管进入右心室流出道和进入肺主动脉的过程比较简单，因为该路径与导管的自然弯曲度相吻合。其他方法需要术者具备一定技巧。为了通过第一种方法将右心导管置入肺动脉，导管应位于右心室中远离其心尖部的位置。术者在透视引导下顺时针旋转导管。这项顺时针操作应借双手的手指进行，右手控制导管的轴向，左手控制静脉鞘外的导管进行前送或者后撤，与此同时，导管形成的环会增大。轻柔施加反向力量，缩小扩大的曲线，保持相同的弯曲尺寸。在某个特定位置，导管尖端朝向右心室流出道。此时，术者应该快速将导管推入肺动脉。如果患者进行深呼吸，增加了肺流量，那么可加速导管的推进。在一些困难的情况下，通过 0.025 英寸的 J 型头导丝对导管进行支撑有助于其进入肺动脉。有时，导管尖端放置在右心室流出道中，但充气球囊导管无法推进。在这种情况下，将直径 0.025 英寸的 J 型头导丝穿入导管向肺动脉瓣推送。当导丝成功跨过肺动脉瓣后，对球囊放气，导管尖端沿着导丝轻轻滑入肺主动脉。然后撤出导丝，对球囊充气。一旦进入左侧或右侧肺动脉，记录压力，并采集血样。然后导管尖端进入"楔压"位置（可要求患者深呼吸或咳嗽，以便将导管尖端卡在"楔压"位置），呼气末记录肺动脉闭塞压力。如果导管尖端楔入困难，则术者可释放少量（0.5 ml）的球囊气体以减小其尺寸，并缓慢推进以便导管楔入。应该仔细监测"楔压"，以避免"过度楔入"，因为血管破裂和梗死风险与导管被过度楔入的程度成正比。为了防止血管破裂，术者应避免在"楔压"位置时暴力冲洗导管。如果术者不确定正确的"楔压"位置，应该采血进行血氧含量测定，证实导管尖端的真实"楔压"位置（动脉氧饱和度）。提示最佳楔压位置的其他表现包括固定的尖端位置、特征性波形及平均楔压小于平均肺动脉压。

测完"楔压"后，将导管尖端后撤至肺主动脉，并且试图借助充气球囊将尖端推向肺动脉的另一分支（通常为右侧）。如果操作困难，术者可使用 0.025 英寸的导丝进行导引。当导管的远端安全放置后，球囊放气，记录压力，并采集血样。完成这一步后，冲洗导管，撤回，并在肺主动脉中重新定位，采集血样，并经热稀释法测量心排血量。与此同时，冲洗动脉鞘，采集 3 个血样，便于经 Fick 方法计算心排血量（参见第十九章）。

因为呼气末胸部压力对心脏内压的影响最小，所以如果患者无需堵鼻鼓气就能屏住呼吸，有必要在呼气末记录全部压力。

右颈内静脉途径

当利用右颈内静脉行右心导管插入术时，导管经鞘向上腔静脉推送，球囊充气，并记录腔静脉压（图 10.2）。

前面已经介绍了采集血样的步骤。通过右颈内静脉路径将右心导管推入肺动脉是相对容易的，因为该路径的解剖与导管的自然弯曲匹配，使得导管尖端朝向右心室流出道，并且术者可将导管推入肺动脉。为了

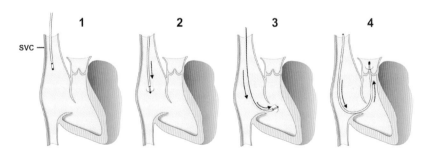

图 10.2 Swan-Ganz 导管经颈内静脉、锁骨下静脉、贵要静脉途径进入肺动脉的方法。SVC：上腔静脉

将导管从右心房推送至下腔静脉中，术者在透视引导下给球囊充气，并慢慢地顺时针转动导管，将导管尖端朝向患者身体的右侧和右心房的侧壁。如果通过这种方式向下腔静脉插管不成功，术者会在透视引导下将直径 0.025 英寸的 J 型头导丝穿入导管，并且在转动导管的同时，轻轻推进和撤回导丝尖端，探测下腔静脉的入口。当导丝位于下腔静脉下段（在第 4 腰椎和第 5 腰椎之间的位置）时，右心导管沿导丝推送。接着撤除导丝，回抽血液，冲洗导管，球囊放气，记录下腔静脉压力，并采集血样测定血氧含量。

右颈内静脉途径的方法在其他两种路径中也有所应用。下面简要介绍锁骨下静脉路径和贵要静脉路径。

锁骨下静脉路径

Swan-Ganz 导管穿过鞘后，球囊充气，并向上腔静脉推送。从这一步开始，其余步骤类似于如上所述的颈内静脉路径。

贵要静脉路径

Swan-Ganz 导管沿着 J 型头导丝穿过鞘，向腋静脉推送，随后经过锁骨下静脉，球囊充气，导管沿上腔静脉前送。从这一步开始，该方法类似于上述的颈内静脉路径。

冠状窦插管

从右颈内静脉接近冠状窦时，进入右心房的导管尖端最初指向侧壁（在正位角度看是患者的右侧）。导管随后逆时针旋转并向前移动以进入右心室。此时，施加轻微力进行逆时针扭矩，导管被缓慢推回，直至右心室压变为右心房压。此时，术者轻轻前送导管，通常就会插入位于三尖瓣环后的冠状窦。

术者遇到下述问题该怎么办?

无法在鞘内推送导管

在成功建立静脉通路、置入鞘后，可能出现无法在鞘内推进 Swan-Ganz 导管的问题，最有可能的原因是鞘打折（请参阅第五章中处理类似问题的步骤）。

球囊无法充气

在成功建立静脉通路，并将鞘内的 Swan-Ganz 导管推进之后，术者可能难以对球囊充气。最主要的原因是导管尖端还没有出鞘。一个简单的解决方案是在透视下轻轻推进导管，并缓慢地重新充气。如果问题仍然存在，术者应将球囊放气，取出导管，并通过水下充气来检查球囊是否漏气。如果球囊没有问题，重新放置导管。如果再次发生同样的问题，撤出并冲洗静脉鞘，并在透视下经鞘注射几毫升造影剂，将问题可视化，并根据获得的图像做出决定。

充气后，推进导管遇阻

在成功建立静脉通路并将 Swan-Ganz 导管推进鞘后，术者将球囊充气，并将中央静脉中的 Swan-Ganz 导管继续向右心房推进。如果导管突然遇到阻力，术者应停止，不要强势推进，相反，撤回导管，顺时针或逆时针旋转，并尝试再次推进导管。这种动作有助于避开静脉分支，因为导管意外进入静脉分支，有可能造成推挤受阻。如果阻力持续存在，导管尖端应从遇阻点稍微后移一点，冲洗导管，并在透视下注射几毫升造影剂，以便问题可视化，并根据获得的图像做出决定。如果血管完全阻塞，则需要放弃这条路径。

心律失常

当球囊导管经右心房进入右心室时，主要的并发症是心律失常，在大多数情况下属一过性并发症，症状较轻微。原因是球囊导管与右心室心内膜发生物理性接触，并可通过导管的轻微撤回或导管快速前进到肺动脉中来消除症状。需要治疗的持续性房性或室性心律失常好发于心肌缺血、心肌梗死或原发性房性或室性心动过速患者。

发生这种情况时，术者和导管室人员应遵循现行的高级心脏生命支持（advanced cardiac life support，ACLS）指南。存在左束支传导阻滞的情况下，右心导管术导致的医源性右束支传导阻滞会形成完全性心脏传导阻滞，因此导管室工作人员要准备一个待置入的临时起搏器。如果由于某种原因起搏器延误，又发生了心动过缓或逸搏心律，则应启动经皮起搏。同时，要求患者咳嗽，采用 Swan-Ganz 导管尖端有节奏地接触右心室心内膜以形成机械诱导的心室除极，并加速循环，直到恢复稳定的心律。

血管迷走反射

血管迷走反射的常见表现是长时间的心动过缓伴有低血压、恶心和脱水，特别好发于焦虑的容量缺乏患者中。针对这种良性并发症，可快速进行容量管理并静脉注射 0.5～1.0 mg 阿托品，同时抬高下肢。在极少数情况下需要静脉加压。

置入起搏器或埋藏式心脏复律除颤器

如果患者体内存在最近安置的临时或永久性心脏起搏器或埋藏式心脏复律除颤器，建议行右颈内静脉路径时在透视下放置 Swan-Ganz 导管，以尽量减少导管的操作，并减少电极移位的概率。

冠状窦的意外插管

如果透视影像显示导管进入右心室，但伴随心房压力描记，则提示冠状动脉意外插管。另一个提示是当导管形状看起来像是指向右心室流出道时，但不存在心室异位节律。可以通过"冒烟"注射造影剂给出确定的答案。如果注射显示导管位于冠状窦内，则应将导管拉回，除非需要选择性冠状窦静脉造影。

心房或心室穿孔

在透视指导下行右心导管插入时，右心房或右心室穿孔的情况极为罕见。这种破坏性的并发症经常伴随疼痛，且当血液进入心包时可能伴有血管迷走反射症状。这些症状之后会发生影响血流动力学的心脏压塞，最坏的情况需要进行紧急心包穿刺术。如果患者的血流动力学状态持续恶化并且心包穿刺不成功，则应通知心胸外科团队进行手术。

如果患者在心导管插入术前抗凝，应尝试中和抗凝。建议尽量去除心包内大部分游离血液，然后用鱼精蛋白中和全身肝素化，因为过早给药，鱼精蛋白可导致心包游离血液转化为凝胶型流体，使得心包穿刺导管无法抽取游离血液。

压力阻尼

当试图将 Swan-Ganz 导管从股静脉送入肺主动脉时，术者经常对导管进行大幅度的顺时针扭转。在此过程中，应仔细观察压力描记波形，因为压力阻尼是导管打结的早期征兆，可能会被专注导管操作的术者忽视。应该避免导管打结，复杂的打结很难处理（见第五章）。产生压力阻尼的其他潜在原因包括将导管尖端放置在血管壁上、导管内腔存在血栓、活塞或压力传感器中有气泡以及压力传感器失效。

肺动脉分支破裂

当术者未注意到 Swan-Ganz 导管尖端已经迁移至血管，并迅速充气（很少发生在心导管室中），或者采用僵硬的端孔导管采集真实的楔压时，容易导致肺动脉小分支的破裂。这种并发症的临床表现比较明显，突发的咳嗽伴咯血，其次是心血管崩溃。如果发生这种情况，术者不应该对球囊放气，而应立即在受影响的一侧翻转患者，并在采取措施维持病情稳定的同时进行心胸外科手术。导管楔入的另一种潜在并发症是肺缺血/梗死，但幸运的是，这种并发症是非常罕见的。

楔入问题

当导管尖端处于楔压位置时，压力监测显示持续的压力升高，这是一种被称为"过度楔入"的现象，当导管末端距离肺血管过远，球囊充气时就会遇到该现象。"过度楔入"使患者处于迫在眉睫的肺动脉破裂风险。术者应立即意识到这一点，放气、撤回导管。

相比之下，当平均楔压高于平均肺动脉压时，可能表明 Swan-Ganz 导管尖端未楔入肺Ⅲ区（通常是肺最依赖的部分）。术者应该放气，撤出导管，重新充气，并重新定位导管的远端。

导管"尖端过度摆动"或"噪声"

右心导管术发生的另一个常见现象是"导管尖端过度摆动"或"产生噪声"，大多数情况下是记录压力时，球囊导管在肺动脉或右心室中的剧烈运动所致。可通过重新定位导管或通过用 1∶1 的盐水与造影剂混合物填充导管来减少。

参考文献

1. Mueller HS, Chatterjee K, Davis KB, et al. Present use of bedside right heart catheterization in patients with cardiac disease. American College of Cardiology. *J Am Coll Cardiol.* 1998;32(3):840-864.

2. Chatterjee K. The Swan-Ganz catheters: past, present, and future a viewpoint. *Circulation.* 2009;119:147-152.

第十一章

右心和左心的血流动力学

"精确的表述是真理的首要因素，而不精确的表述便会接近谬误。"

——Tryon Edwards

心脏的血流动力学

血流动力学测量是完整的左心和右心导管检查程序中不可或缺的一环[1]。这些数据有助于心血管医师对很多复杂病例的诊断。正确测量和合理解释获得的血流动力学数据（表 11.1）是非常重要的。

正常的右心房压力波形由 3 个正向波和 3 个负向波组成（图 11.1 A）。正向波分别称为 a、c 和 v 波。负向波分别称为 x、x′和 y 波。a 波是右心房收缩形成的，出现在心电图上 P 波波峰后 80 ms 附近。a 波的振幅取决于右心房收缩力和右心室的顺应性。通常，a 波略高于后面的 c 波，c 波是右心室等容收缩期三尖瓣关闭时突向右心房导致的右心房压力增高形成的。c 波有助于 x 和 x′负向波的形成，对应心电图上的 R 波。v 波波峰常起始于心电图上 T 波后 1/3 处，由心室收缩期右心房被动充盈形成。x 波起始于 c 波结束之前，与右心房的舒张和早期充盈有关；另一方面，x′波紧随 c 波，其形成与右心室收缩早期右心房向下的运动有关。负向的 y 波紧随在正向的 v 波后，由右心房在心室舒张期的被动

表 11.1 识读压力波形图的一般规则

1. 识别心律
2. 确定压力范围
3. 指明记录速度
4. 获得一份同步记录的心电图以明确压力波形所处的周期
5. 要结合患者临床表现去解释各波形
6. 识别常见的压力伪迹，如"弱阻尼"或"过阻尼"
7. 压力传感器必须正确调零

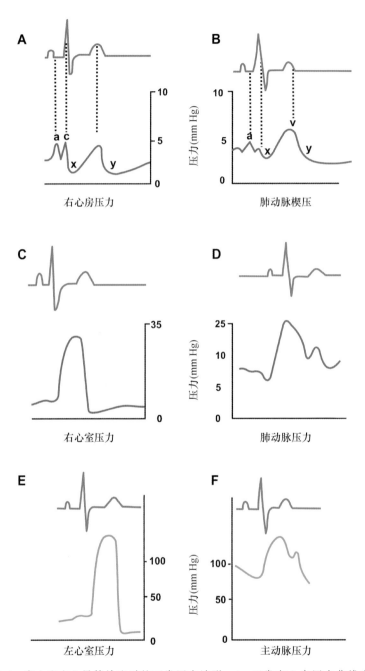

图 11.1 右心和左心导管检查时的正常压力波形。**A.** 正常右心房压力曲线有三个正向波和三个负向波。**B.** 肺动脉楔压曲线。**C.** 正常右心室压力曲线。**D.** 正常肺动脉压力曲线。**E.** 正常左心室压力曲线。**F.** 正常主动脉压力曲线

排空形成。平均右心房压与 a 波和 v 波波峰之间的中点到 x′波和 y 波最低点之间的中点相关。它的值可以反映右心室前负荷。

　　肺动脉楔压波形（图 11.1 B）通常代表左心房的情况，它反映了与上述观察到的右心房压力波形一样的左心房压力改变。由于左心房压力通过肺静脉系统传递，肺动脉楔压波形时间比直接测量左心房压力波形时对应的心电图波形时间略有延迟（大约 220 ms）。因此，a 波常与心电图上的 R 波相关，c 波出现在 T 波的起点，v 波高于 a 波，并出现在 T-P 间期的后部。这些波形特点通常没有临床意义，但在同步测量跨二尖瓣压力阶差时却非常重要。正常的右心室和左心室压力波形（图 11.1 C 和 E）表现为一个正向的单峰收缩波，偶伴收缩早期的切迹，之后是一个负向陡峭的舒张早期充盈波，随后出现一个心室被动充盈的正向波和心房主动收缩活动的波形。

右心和左心压力波形图的解释

　　在心房收缩后，舒张末期压力会降到波谷。另一个凹痕出现在左心室和右心室的舒张早期充盈波上，被称为切迹，代表了主动脉瓣和肺动脉瓣的闭合。在正常情况下，由于右心室的顺应性更好，右心室舒张末压低于相应的左心室舒张末压。正常的肺动脉和主动脉压力波形（图 11.1 D 和 F）反映传导的收缩期右心室和左心室压力外加舒张期的压力，其振幅依赖于肺循环和体循环的血管阻力。在正常情况下，肺动脉和主动脉舒张压要高于相应的右心室和左心室舒张末压，所以肺动脉和主动脉压力与相应心室的收缩压相等，但波形特点是脉压差较小。

心排血量的测量

　　热稀释法和菲克（Fick）法是两个常用的测量心排血量的方法，都是基于 Adolphus Fick 在 1870 年提出的原则进行计算。其理论是：在一个特定时间段内的循环血流量相当于同一时间段内某一物质被输入或排出循环中的速率。心排血量（cardiac output，CO）通常以 L/min 表示[2]。心指数（cardiac index，CI）定义为 CO 除以患者的体表面积（body surface area，BSA）。CI 的正常范围是 2.6～4.2 L/(min·m²)，CI 低于 1.0 L/(min·m²) 通常无法生存。

热稀释法

热稀释法计算心排血量可以用肺动脉导管完成。它包含一个独立注射生理盐水的内腔，它开口位于导管的远端（常位于右心房）（图11.2）。带有温度传感器的导管末端放置在肺动脉内。运用菲克原则，术者要在 2~3 s 平稳但快速地注射固定体积（10 ml）的冷生理盐水，并测量下游物质的浓度（生理盐水和血液间的温度差异），通过浓度-时间曲线确定 CO。

注射的生理盐水体积的轻微变化都会显著改变结果。每次注射时都应很好地调整设备。从注射器吸入冷生理盐水到注射，整个过程不能超过 10 s，因为溶液温度在室温下每 28 s 升高 1℃，且如果用戴手套的手拿着液体，则温度上升的速率会更快。术者将会平均 3 个最佳的读数（变异小于 10%），并舍弃明显的异常值。因为在首次注射时，导管本身被冷却会导致一些参数的丢失，所以可以预见在连续测量中首次 CO 测量值要高于之后的测量值，热稀释法曲线下面积变小，计算出高于正常的 CO 值，通常应该舍弃。在注射生理盐水时，心律失常会影响热稀释法曲线，以致它并不能代表真实的 CO 值，所以这些曲线也要被舍弃。理想的热稀释法测量不能用于有中度以上三尖瓣和（或）肺动脉瓣

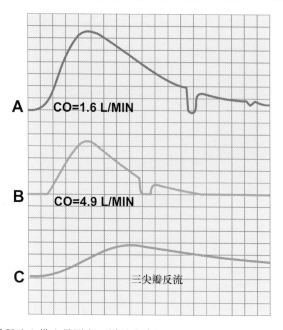

图 11.2 热稀释法心排血量测定（详见文中）

反流以及有心内分流的患者[3]。由于错误测量的可能性较大，热稀释法应避免用于非常低心排血量状态的患者。在有显著的三尖瓣和（或）肺动脉瓣反流的情况下，注射的冷生理盐水会有一定体积在右心房和右心室间反复流动，产生特征性的回到基线时间延长的热稀释曲线。由于曲线下面积和 CO 成反比，因此会低估 CO 的值[3]。很重要的一点是，热稀释法测量的肺动脉血流需要和体循环血流一样处于近似正常状态；因此，这个方法不适合用于存在左向右分流的患者。

菲克法测量心排血量

利用菲克原则和氧作为被消耗的物质，可以得出如下理论：循环 CO 等于总的氧消耗量除以动静脉氧含量的差值（即循环动脉氧含量减去混合静脉血氧含量）。总的氧消耗量能直接测量或用公式或列线图估计（见第十九章）。可用以下 2 种方法直接测量总的氧消耗量：一个是自动化的方法，另一个是使用道格拉斯（Douglas）气袋法。虽然上述两种方法都不能避免误差，但仍优于从公式或标准列线图中得到的数据，因为患者间的个体差异很大。

当使用菲克法计算 CO 时，要关注可能会影响测量值的临床因素，例如高或低的代谢状态。理论上，菲克法不能用于测量非常高的心排血量，因为这类患者会降低测量值的可靠性。类似的情况还有感染性休克和成人呼吸窘迫综合征患者，其动静脉氧含量的差异与 CO 相关性不好。另外，由于菲克法通过测量肺血流进行计算，在肺循环和体循环血流量不相等的严重心内分流的患者中不适用。另一方面，在严重二尖瓣和（或）主动脉瓣反流的患者中，左心室总的心排血量包括体循环血流和反流的血流，在这种情况下，肺血流量仍然可以用来准确测量体循环血流量，但左心室的反流量无法测量。

体循环动脉血氧含量等于携氧能力乘以体循环动脉的氧饱和度。混合静脉血氧含量等于携氧能力乘以混合静脉血氧饱和度（O_2 sat），使用 Flamm 公式计算（$3 \times$ SVC O_2 sat ＋ IVC O_2 sat）/4。SVC 是指上腔静脉，IVC 是指下腔静脉。携氧能力是指血红蛋白所能结合的最大氧量。氧合血红蛋白的结合常数是 1.36 ml O_2/g 血红蛋白。如果血红蛋白（Hgb）携氧能力的单位是 ml O_2/L 血，Hgb 浓度的单位是 g/dl，那么需要乘以 10 进行单位校准：Hgb 携氧能力＝Hgb 浓度×1.36×10。在已经给患者吸氧的情况下，血液中溶解的氧量就十分重要，在计算氧含量时要考虑到。在没有分流的情况下，用 5 ml 肝素化的注射器抽取 2～

3 ml 血样用来测量氧饱和度。分别从 SVC、IVC、肺静脉和动脉置管中各抽取 3 个样本，最后被用来估计肺静脉氧饱和度。要十分小心地避免混合太多肝素化溶液而致血样稀释，或气泡混入血样，或残留从其他腔室抽取的血样。当开始从新的腔室抽取血样时，最初的 2 ml 必须舍弃；而当从一个腔室获得所有血样后，必须及时冲洗导管，再抽取下一个腔室。

肺循环和体循环的血管阻力

血管阻力定义为血液流经这个血管段之间压力下降的速率［肺血管阻力＝（平均肺动脉压－平均左心房压）/心排血量］。由于在绝大多数情况下平均左心房压等于平均肺动脉楔压，因此上述方程可写为：肺血管阻力＝（平均肺动脉压－平均肺动脉楔压）/心排血量。另一方面，体循环阻力＝（平均体循环动脉压－平均右心房压）/心排血量；当压力的单位是 mmHg，心排血量的单位是 L/min，血管阻力可用混合单位（Wood 单位）表示。而 Wood 单位乘以常数 80 可转换成绝对单位（正常值见第十九章）。

参考文献

1. Wilkinson JL. Hemodynamic calculations in the catheter laboratory. *Heart.* 2001;85(113-120).

2. Hofer CK, Ganter MT, Zollinger A. What technique should I use to measure cardiac output? *Curr Opin Crit Care.* 2007;13(3):208-217.

3. Nishikawa T, Dohi S. Errors in the measurement of cardiac output by thermo-dilution. *Can J Anaesth.* 1993;40(2):142-153.

第十二章

分流的检测和计算

"真相很少纯粹，也决不简单。"

——Oscar Wilde

用于分流计算的血氧测定

血氧测定是心导管检测和计算左向右分流的最方便和常用的方法。为了记录分流的存在并计算其大小，需要建立静脉和动脉通路。在上腔静脉（SVC）、下腔静脉（IVC）、右心房（RA）、右心室（RV）和肺动脉（PA）中测量氧饱和度，并与正常氧饱和度值进行比较（见第十九章）[1]。当股静脉用于右心导管检查入路时，用小直径的 4 Fr 短鞘置入股动脉中。颈静脉或锁骨下静脉用作右心导管入路时，外周动脉入路可用来测量全身动脉血氧饱和度。从 SVC 至 PA 平均血氧饱和度逐级升高＞7％表示存在心内分流。任何时候将肺动脉（PA）导管从一个心腔移动到另一个心腔时，如果记录到平均氧饱和度稳定且持续上升＞5％，则高度怀疑存在分流。

一般来说，当从腔静脉向肺动脉进行血氧测定时，首先应注意到这种（血氧饱和度）"逐级升高"的腔室通常是存在分流的腔室。在一些情况下，随着分流血液的完全混合，分流心室远端较分流的初始位置氧饱和度会进一步升高。当分流不存在时，肺血流量等于全身血流量。另一方面，当存在左向右分流时，肺血流量（Qp）较高，并且 Qp 与全身血流量（Qs）之间的比值可用于表示分流的严重程度。如果 Qp/Qs 小于 1.5，则认为分流很小；如果范围在 1.5～2.0 之间，则中等；而高于 2.0 的任何比例被认为是一个大的分流。

简化的计算 Qp/Qs 比值方法不需要用 Fick 公式分别计算每个流量，因为该公式中的大多数变量和常数通过比值相互抵消。最终比值计算如下：

$$Qp/Qs = O_2\,sat\,（全身动脉）-O_2\,sat\,（全身混合静脉）/$$
$$O_2\,sat\,（肺静脉）-O_2\,sat\,（肺动脉）$$

通常使用 Flamm 公式计算全身混合静脉血氧饱和度：

$$O_2\,sat\,（全身混合静脉）=3\times O_2\,sat\,（SVC）+O_2\,sat\,（IVC）/4$$

一些医生建议在怀疑分流存在的情况下使用 SVC 氧饱和度而不是混合静脉氧饱和度，因为 Flamm 公式不能充分代偿可能独立于分流程度存在的 IVC 氧饱和度的较大变化。如果临床怀疑存在右向左分流，应在"肺动脉楔压"位置、LV 和降主动脉上分别检测氧饱和度。通过使用 4-Fr 猪尾导管或多功能导管插入 LV 和胸降主动脉，可以得到它们的血氧检测值。LV 和（或）降主动脉中的血氧饱和度与"肺动脉楔压"部位相比较低，表明存在右向左分流。

用于血氧测定的血液样品应缓慢地抽入注射器，因为快速抽出可以增加样品中的氧饱和度。所有样品应在室内空气或氧含量小于 30% 的气体中取样，因为（如前所述）这可能会影响饱和度数据，并导致分流程度计算错误。如果怀疑存在双向分流，左向右分流量可以由 Qp 减去假定无分流正常时的血流量得出，右向左分流量则由 Qs 减去假定无分流正常时的血流量得出。假定正常流量可以通过以下公式计算：

$$O_2\,消耗/PV\,氧含量-混合静脉氧含量$$

参考文献

1. Hillis LD, Firth BG, Winniford MD. Variability of right-sided cardiac oxygen saturations in adults with and without left-to-right intracardiac shunting. *Am J Cardiol.* 1986;58(129-132).

第十三章

心内膜活检

"当有疑问时，弃权。"

——Zoroaster

手术的适应证和禁忌证

应用可弯曲活检钳行经皮血管内心内膜活检手术由 Sakakibara 和 Konno 于 1962 年开展[1]，随后由 Caves 和 Stinson[2]进行技术改进。手术的适应证和禁忌证[3-6]在表 13.1 和表 13.2 中分别阐述。

该手术在轻度镇静状态下进行，需要监测心电图（ECG）、血压和脉搏血氧饱和度。经胸二维或三维超声引导常用于心内膜活检钳末端定位，尤其在妊娠患者或需要特定部位活检的患者可以替代透视引导。常经右颈内静脉和股静脉途径进行右心室（RV）心内膜活检，后文将讲述这两种方法。还将讲述左心室（LV）心内膜活检的股动脉途径。强烈推荐用右心导管记录 RV 心内膜活检前后的压力。当进行 LV 心内膜活检时，也建议同时进行右心导管术。

表 13.1　心内膜活检的适应证

右心室活检
主要适应证
- 监测心脏同种异体移植排斥反应
- 蒽环类药物中毒的诊断和分期
- 诊断某些类型的心肌炎
次要适应证
- 诊断某些类型的浸润性和炎症性心肌病
- 限制性与缩窄性心脏病的诊断
- 不能解释的危及生命的室性心律失常

左心室活检
- 失败的或非诊断性 RV 活检
- 选择性 LV 受累的疾病

表 13.2　心内膜活检的禁忌证

绝对禁忌证
- LV 血栓
- 主动脉机械瓣准备行左心室活检

相对禁忌证
- 凝血障碍（INR>1.5 和/或血小板计数<100 000/ml）
- RA 或 RV 血栓
- 近期心肌梗死伴随心肌变薄
- 严重的右向左分流（矛盾栓塞的风险）
- 严重的血流动力学障碍
- 心动过速
- 任何影响通过 RV 的手术史，人造管道
- 机械三尖瓣假体

颈静脉通路

在建立颈静脉通道后，术者检查预先塑型的活检钳以确保活检钳可以正常使用，并在手术开始时和每次尝试插入后用肝素化生理盐水溶液擦拭活检钳。用双手的拇指和示指操作活检钳（图 13.1）。左手拇指和示指握在距离活检钳远端 4~6 cm 处，右手拇指和示指握在距离活检钳近端 10~12 cm 处。这样使得双手可以控制活检钳向前运动和扭转。

术者要求助手握住静脉鞘，将钳口闭合的活检钳尖端向前通过静脉鞘送入。在透视下，活检钳尖端指向患者的右侧（RA 侧壁），当尖端到达 RA 高侧壁时，同时用双手的手指逆时针旋转 180°（图 13.2A），

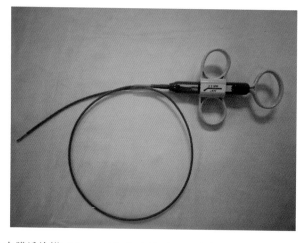

图 13.1　心内膜活检钳（Argon Medical Devices，Athens，TX）

然后缓慢地通过三尖瓣进入 RV 腔（图 13.2B）。

如果术者在穿过三尖瓣时感觉到阻力，那么撤回活检钳，下一次尝试时在方向上做一些改变。一旦活检钳尖端到达 RV 心尖处，术者将活检钳回撤 1 cm，用双手指将其逆时针转动，使得手柄开始指向后方，垂直于地面方向，并将尖端向后转向室间隔。通过患者鼻尖到右肩 45°角方向模拟室间隔平面。如果闭合的活检钳轻微向前推送后出现室性期前收缩，表明活检钳与心室而不是心房心内膜接触。术者在前后位（PA）投照下获得活检钳影像，其中活检钳在可视下穿过脊柱，其尖端位于左侧膈肌的上缘下方，并在右前斜（RAO）30°投照，随后在左前斜（LAO）60°投照，以确认活检钳尖端位置正确，处在室间隔的中间部分。这些投照角度将有助于发现活检钳不小心置于冠状窦和膈下静脉的位置。

在严重 RV 扩张的患者中，心脏可能发生转位，一部分 RV 游离壁向后包裹，尽管在透视下活检钳尖端的位置正确，可能会导致活检取材

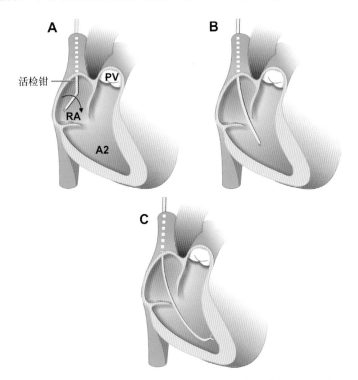

图 13.2　经颈静脉途径心内膜活检步骤。**A.** 透视下将活检钳头端朝向侧壁方向送至右心房，然后旋转 180°。**B.** 活检钳缓慢通过三尖瓣送入右心室。**C.** 进入右心室后打开活检钳，向前推送贴靠室间隔取活检。RA：右心房；PV：肺动脉瓣

到 RV 游离壁，二维或三维超声心动图可用于最终确认活检钳尖端在室间隔的正确位置。将活检钳撤回 1 cm，术者的右手移动到活检钳手柄，而左手保留在静脉鞘上略高于活检钳导管的位置。打开活检钳尖端，推进活检钳夹贴住室间隔（图 13.2C）。当贴靠室间隔后，术者轻轻地夹闭活检钳，并且在持续透视指引下将钳口关闭的活检钳从静脉鞘中取出，术者用左手将静脉鞘保持在适当的位置。在撤回活检钳时有轻微拖拽感，如果撤回时阻力过大或出现多发性室性期前收缩，应避免撤回而应该打开活检钳钳口，并将活检钳取出并重新定位。

通常，应当获得 4～6 个组织样品，其中一个用于冷冻切片。用生理盐水轻轻冲洗取下活检钳上的组织，并快速保存在 10％甲醛溶液中以减少心肌收缩的影响。活检样本在甲醛溶液中自由浮动表明存在大量的脂肪组织，这可能是 RV 发育异常的征象之一，或表示 RV 穿孔夹到心外膜脂肪组织。手术完成后，进行透视以排除气胸。患者应当在观察室留观 1 h 简单处理后即可转出。

股静脉途径

对于股静脉途径，使用带扩张器的 7～8 F、85 cm 一次性可撕开鞘管（135°成角"狗腿"鞘管）通过 0.038 英寸（约 0.965 mm）的导引导丝送入右心房（RA）中（图 13.3A）。撤回扩张器和导引导丝后，预成型"狗腿"鞘管远端部分落入右心室。如果鞘管远端部分并没有落入右心室，可在导引导丝的协助下使其跨过三尖瓣。如果"狗腿"鞘管的远端没有到达右心室，可以使用球囊尖端导引导管引导进入。球囊尖端导引导管通过鞘管远端后充气并指向右心室。向前推送球囊导管并在其通过三尖瓣口后测量右心室压力，球囊导管放气，并在球囊导引导管的引导下送入活检鞘管至右心室（图 13.3B）。确定鞘管位于右心室后撤出导引导管，用肝素化的生理盐水冲洗鞘管。通过鞘管侧孔缓慢滴注输液以防止鞘内形成血凝块。在每次插入活检钳后均需反复冲洗鞘管，防止鞘管内血凝块的形成。

鞘管的远端应该是游离的，远离右心室游离壁并指向室间隔或后壁。这可以在透视引导下通过注入 1～2 ml 碘造影剂来证实。用经颈静脉途径心脏活检相似的手法来操控这个长度约 100 cm、未塑型、灵活的活检钳。在透视下通过鞘管将活检钳向前轻柔而迅速地推送。术者需要在活检钳的尖端通过鞘管远端之后迅速打开活检钳钳口，以减少心室壁穿孔的风险。通过后前位（PA）及左前斜位（LAO）60°投影以确认

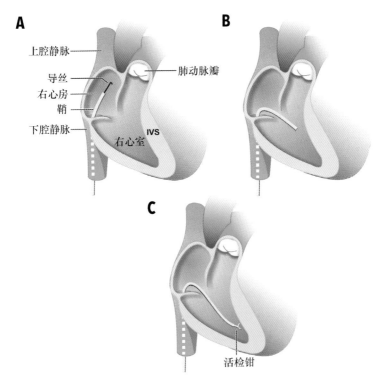

图 13.3　经股静脉途径心内膜活检步骤。**A.** 透视下将 135°成角的 "狗腿型" 长鞘沿 0.038 英寸导丝送入穿刺鞘，并送至右心房。**B.** 撤去扩张管和导丝，"狗腿型" 长鞘远段落入右心室。**C.** 在透视下沿 "狗腿型" 长鞘送入活检钳，确定贴靠室间隔后取活检，最后取出活检钳。IVS：室间隔

活检钳尖端的位置是否正对室间隔。如果活检鞘正指向室间隔，在 LAO 大角度透视下活检鞘应指向后方。同样可以应用二维或三维超声心动图最终确认活检钳尖端的位置是否正对室间隔。

活检钳贴靠室间隔后，术者在透视下轻轻闭合活检钳钳口，并撤出活检钳（图 13.3C），其余的常规操作与经颈静脉途径心肌活检方法相似。

股动脉途径

有两种稍微不同的方法将长 90 cm、7～8 Fr 的弯曲或直型（用于左心室活检）鞘管通过股动脉途径进入左心室腔（图 13.4）。

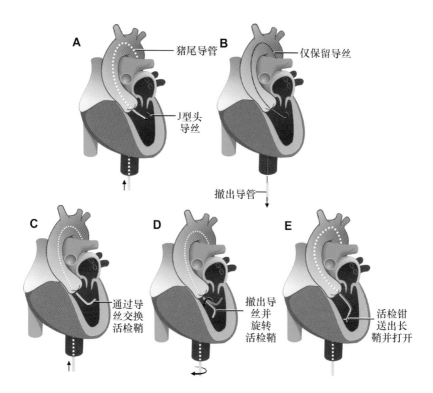

图 13.4 经股动脉途径心内膜活检步骤。**A.** 成角猪尾导管沿 J 型头交换导丝送入左心室。**B.** 撤去猪尾导管，保留交换导丝。**C.** 沿导丝送入活检长鞘至左心室，撤出导丝。**D.** 旋转长鞘并指向室间隔。**E.** 经长鞘送入活检钳，头端伸出长鞘后打开活检钳，以便贴靠室间隔进行活检

首选方法

　　动脉穿刺成功后，术者就可以将成角的猪尾导管放置在左心室腔中，并且猪尾导管可以稳定地留置在心室中部与左心室长轴同轴的位置。交换导丝并将其尖端留置在左心室中，然后撤出猪尾导管。在透视下将预成型左心室心肌活检鞘管沿导丝置入左心室中。然后撤出导丝，并将心肌活检鞘管侧端口连接到压力监控系统上。透视下在 LAO 45°注入 3～4 ml 碘造影剂对左心室心肌活检鞘管进行定位，鞘管尖端应游离且其尖端应指向室间隔。用肝素生理盐水冲洗鞘管，并分别测定左心室收缩末压和舒张末压，并分别记录在以 200 mmHg 和 50 mmHg 为单位的记录单上。在每次插入活检钳后均应重复应用肝素生理盐水冲洗鞘管，来防止长鞘管内形成血凝块。

第二种方法

动脉穿刺成功后，术者可以在透视下沿 0.038 英寸、J 型头导引导丝置入长弯曲活检鞘管，保持导丝的头端超出鞘管。一旦导丝的尖端到达主动脉弓，在鞘管的作用下导丝头端可以固定在冠状动脉窦上方。保持导丝的尖端越过主动脉弓而鞘管停留在降主动脉，沿导引导丝送入常规、6 Fr 长猪尾导管或多功能导管至超过导丝的尖端。导管越过主动脉瓣后，其尖端位于左心室腔内并与左心室长轴同轴。导管尖端不应接触心室壁或二尖瓣及腱索。当导管达到上述要求时就可以在透视下将心肌活检鞘管沿上述导管送至左心室。随后撤出导引导丝及导管，将鞘管的侧端口连接到三通管上。其余的步骤已在上文中进行了详细的介绍。

在进行下一步操作前，患者静脉滴注 40 U/kg 肝素保持 ACT＞200 s，检查 6F Stanford 左心室长（100 cm）心肌活检钳（Scholten Surgical Instruments，Inc.，Lodi，CA）以确保其正常使用，并在初次使用前及每次使用后均用肝素化生理盐水擦拭。活检钳的使用方法如上所述，在透视下活检钳经由预成型左室心肌活检鞘管置入行心肌活检。在活检钳尖端超过鞘管的远端后应立即打开活检钳钳口，以降低心室壁穿孔的风险。术者 LAO 45°行造影检查确认活检钳尖端正对室间隔。在活检钳贴壁后，轻轻闭合活检钳钳口，并从鞘管中撤出。在完成活检后，在动脉鞘管中插入 J 型头长导丝，并沿该导丝置入短动脉鞘管从而行股动脉造影。如果可以置入血管封堵器封闭动脉穿刺部位，患者仅需在观察室观察 2 h 行简单处理即可返回普通病房。如果不能置入血管封堵器，拔鞘后需要用人工压迫止血。在这种情况下，患者观察时间主要取决于动脉鞘管的直径。

术者遇到下面的问题应该怎么做？

心肌穿孔

RA、RV 或 LV 穿孔（参见第十章）很少发生在心导管室进行透视及超声心动图引导的心内膜活检时。近期行心脏移植的患者，心房缝合线增加穿孔的风险。心脏移植术后或曾因为心包与右心室游离壁粘连进行过心脏手术的患者，心脏压塞的风险明显减少。

心律失常

当活检钳进入心室时可能诱发各种心律失常（另见第十章）。这些心律失常的发生大多数情况下是因为活检钳尖端碰触心内膜后造成的，并且在撤出活检钳后即可终止。但在某些情况下，用活检钳接触心内膜表面可以终止在撤出活检钳后仍持续的室性心动过速。

如果患者本身存在完全性右束支传导阻滞（RBBB），在行左心室心内膜活检时可能引发左束支传导阻滞（LBBB）。为了避免出现长时间的逸搏心律，在进行有效的临时起搏之前可以用活检钳触碰右心室心内膜，这种机械刺激可以使心室肌去极化。还需要注意的是，心脏移植患者出现缓慢心律失常后应用 β_1 受体激动剂可能有效，阿托品作用并不明显。

心肌活检对瓣膜及相邻结构的损害

心内膜活检可导致三尖瓣或二尖瓣腱索或乳头肌的损伤，造成二、三尖瓣反流。活检后行超声心动图检查可以帮助早期确诊该并发症。偶尔，活检取样过深可能损伤心外膜冠状动脉，导致冠状动脉-心室瘘的形成，大多数病例并没有明显的临床症状。其他并发症还包括大血管的穿孔，如从下腔静脉穿入胸膜或纵隔，多数情况下需要行手术治疗。

栓塞

极少数病例可能发生血栓栓塞或空气栓塞。肝素化抗凝治疗及阿司匹林应用可以明显降低脑血管栓塞的风险。

参考文献

1. Sakakibara S, Konno S. Endomyocardial biopsy. *Jpn Heart J.* 1962;3:537-543.

2. Caves PK, Stinson EB, Graham AF, Billingham ME, Grehl TM, Shumway NE. Percutaneous transvenous endomyocardial biopsy. *JAMA.* 1973;225(3):288-291.

3. Thiene G, Bruneval P, Veinot J, Leone O. Diagnostic use of the endomyocardial biopsy: a consensus statement. *Virchows Arch.* 2013;463(1):1-5.

4. Leone O, Veinot JP, Angelini A, et al. 2011 consensus statement on endomyocardial biopsy from the Association for European Cardiovascular Pathology and the Society for Cardiovascular Pathology. *Cardiovasc Pathol.* 2012;21(4):245-274.

5. From AM, Maleszewski JJ, Rihal CS. Current status of endomyocardial biopsy. *Mayo Clin Proc.* 2011;86(11):1095-1102.

6. Cooper LT, Baughman KL, Feldman AM, et al. The role of endomyocardial biopsy in the management of cardiovascular disease: a scientific statement from the American Heart Association, the American College of Cardiology,

and the European Society of Cardiology. Endorsed by the Heart Failure Society of America and the Heart Failure Association of the European Society of Cardiology. *Circulation.* 2007;116:2216-2233.

7. Amitai ME, Schnittger I, Popp RL, Chow J, Brown P, Liang DH. Comparison of three-dimensional echocardiography to two-dimensional echocardiography and fluoroscopy for monitoring of endomyocardial biopsy. *Am J Cardiol.* 2007;99:864-866.

第十四章

心包穿刺术

"当用智慧指引道路时，可以保持良好的速度。"

—Edward Roscoe Murrow

手术的适应证和禁忌证

1840 年，维也纳医生 Franz Schuh 进行了第一次心包穿刺术[1]。表 14.1 和表 14.2 概述了手术的适应证和禁忌证。

急性心脏压塞患者随时会发生循环衰竭，此时不存在绝对禁忌证。如果并非紧急实行心包穿刺术，强烈建议在心脏穿刺前后进行右心导管检查记录压力变化。最佳穿刺点应为心包积液暗区最宽，进针途径最短，并且从进针位置到心包的穿刺路径中没有重要解剖结构[2]。

心包穿刺可以进行"盲穿"，但最好使用心电图、X 线透视引导，或者最理想状态是在超声心动图引导下进行[3]。实时心脏超声成像能够帮助操作者选择穿刺部位，避免肝和肺组织损伤，测量皮肤穿刺点到心包的距离，跟踪针尖的轨迹，并通过将震动过的生理盐水注入心包腔内，

表 14.1　心包穿刺的适应证

- 治疗心脏压塞症状
- 心包积液的评估和治疗

表 14.2　心包穿刺的禁忌证

相对禁忌证
- 凝血障碍（INR＞1.8，PPT＞超过正常值 2 倍/或血小板计数＜50 000/ml）
- 外伤性心包积血
- 亚急性心脏游离壁破裂
- 少量或位于背面的积液
- 脓性、严重感染的心包积液
- A 型主动脉夹层

心包腔内出现气泡时提示进针位置正确。超声心动图也可评估心脏对引流的反应，并测量术后剩余心包内容物的体积。虽然在紧急情况下，心包穿刺可以在患者的床边进行，但最好能在有血流动力学监测条件的心导管室内进行该操作。手术首先需要获得患者充分知情同意，随后给予小剂量镇静药物，并且持续进行心电图、血压和指尖血氧饱和度监测。

剑突下途径

　　这是最常用的方法。操作者需要将患者保持在30°～45°前倾的体位，这样可以帮助心包内的液体向下聚集。为避免膈肌的大幅度移动要求患者进行浅呼吸。将患者的剑下区域进行外科消毒铺巾。进针位置为距离左肋骨剑突结合点下方1～1.5 cm处（图14.1）。

　　穿刺部位的皮肤和浅表组织用含有5 ml 1%温热利多卡因溶液的25号针麻醉。为了覆盖预期的进针路径，需要一个22号针头和另外10 ml的麻醉剂。用无菌记号笔标记用于心包穿刺的穿刺针，标记位置为通过超声心动图测出的皮肤到心包积液处的近似距离。在穿刺部位的组织被充分麻醉之后，将18号穿刺针通过三通开关与10 ml注射器（含有2 ml的1%利多卡因）相连，在负压状态以30°～45°的角度通过皮肤向左肩后方进针。一些医生习惯使用Polytef套管针[4]。一旦进入心包，向前推送Polytef套管超过针头进入心包腔，撤回针头；J型头导丝随后通过Polytef套管，而不是通过针头进入心包腔。在穿透心包并进入

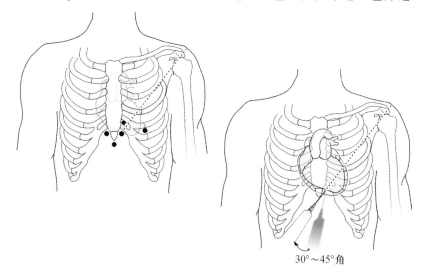

30°～45°角

图14.1　剑突下途径心包穿刺示意图

心包腔的过程中，操作者可能会有间断的"落空感"，同时心包内液体回流到注射器内。把穿刺针固定，将装有 8 ml 盐水与 1 ml 空气震动混合的 10 ml 注射器连接到三通开关上，然后在超声引导下注射到心包腔中。如果针尖位于心包腔内，注射震动的盐水将导致心包腔的密度增高。而针尖位于右心室时，混合气体的盐水将被血流迅速地冲走。有时由于心包积液较多，某些超声心动图角度可能无法观察到混合气体的生理盐水，此时应改变角度观察并重复注射。如果使用透视指引，则通过注射造影剂确认进针位置。在确保针头位置正确后，注射器与针断开，并且在透视指引下，将 0.035 英寸 J 型头导丝穿过针头进入心包腔。当导丝进入心包腔时，它会环绕在心脏周围。然后撤回穿刺针，并且在导丝入口水平处皮肤上用手术刀做一小切口，以便 7 或 8 F 扩张鞘通过导丝进入心包腔内。移除扩张鞘之后，经导丝送入 7 或 8 F 的猪尾导管至心包腔内，并退出导丝。操作者确保将三通开关连接到注射器来保持液体持续回流。然后将注射器分离并连接压力管，同时记录心包压力和肺动脉楔压及肺动脉压、右心室和右心房的压力。在完成这些记录后，将压力管去除，将 60 ml 注射器重新连接到三通开关上进行抽液，由于重力抽出液体主动流入引流袋内。将导管用几根缝合线固定在皮肤上，并进行无菌包扎。在手术完成后，需要透视和胸部 X 检查以排除气胸。

　　如果穿刺没有成功，慢慢退出针头，冲洗，重新定向，再次尝试。如果 3 次尝试失败，可以选择其他途径。否则推荐手术引流。在接下来的 48～72 h 内每 24 h，必须严格记录引流量。为确保引流管不被阻塞和凝结，每 4～6 h 需要回抽引流管，必要时用无菌生理盐水冲洗。当引流量小于 30 ml/24 h 时，可以拔除引流管。术者应先让患者吸气，然后在呼气同时拔出导管。在呼气末，要求患者屏住呼吸，并且在切口处放置气密敷料。如果引流率持续较高，或者引流液体变为脓性，应该取出导管并进行手术心包引流。开放手术引流有几个优点，包括心包内容物的完全引流、获取心包组织进行组织病理学和微生物学诊断、能够排出包裹性积液和心包腔后方积液。

心尖途径

　　将患者置于仰卧位，头部以 30°～45° 的角度抬高，向左侧稍微倾斜，左臂置于头部下方。针入口位置和方向由实时超声心动图决定。通常针的方向朝向右肩。其余操作技术和术后管理与上述剑突下穿刺途径相同。

如果操作者遇到以下问题应该怎样做?

心脏穿孔

在心脏导管室会频繁使用透视和超声心动图引导（见第十章），进行心包穿刺期间发生右心房、右心室或左心室穿孔的情况非常少见。穿刺部位通常在没有凝血障碍的情况下会自己封闭。

动脉破裂

心尖穿刺引起的左前降支动脉破裂、胸骨旁穿刺引起的左内乳动脉破裂和剑突下穿刺引起的后降支动脉破裂属于严重并发症，这种并发症在淡黄色积液突然变为高氧饱和度的红色血液时很容易发现。如果采取从心包腔内抽取血液和静脉补液等措施后患者的血流动力学状态仍持续恶化，应紧急进行心胸外科手术。此外，在冠状动脉和内乳动脉血管造影完成并且确定破裂部位之后，可以使用覆膜支架来尝试进行血管内修复。

有时血管造影显示不出任何动脉出血的来源，仅能由引流液中含有高氧饱和度的血液提示动脉出血。高氧饱和度的心包液可以在有渗出的缩窄性心包炎患者中观察到，特别是如果使用较硬的导丝来帮助引流管通过较硬的心包壁时容易出现。这是由于粘连的心包血管再生形成的小动脉血管造成，心包腔中的导丝操作会损伤这些血管。偶尔使用硬导丝支持引流导管的原因是引流管可能会在碰到僵硬的心包壁入口时出现弯曲，特别是在心包壁不能很好地用扩张鞘进行预处理，导致通路丢失的情况下更需要导丝支撑。在这种情况下，术者应使用比引流导管大 1 或 2 Fr 的扩张鞘，来防止此类问题再次发生。

真正的血液还是血性液体?

操作者经常会碰到这个问题。几个简单的特征可以帮助区分两者。首先，将几毫升获得的心包液置于纱布垫或小碗中。血性液体在中央红色斑点周围会产生黄色/粉红色的晕圈，而真正的血液均匀地染红纱布。血液来自心腔内会凝结成块，而心包血性液体则会由于血液长时间在心包腔内发生脱纤维而不凝固。可以通过测量所得液体的氧饱和度和血细胞比容来证明是否为动脉血。

气胸

有关这种并发症的讨论，请参阅第 5 章中穿刺并发症的讨论。

左心室或右心室收缩功能障碍

这种并发症很少见，但经常有文献报道。多见于患有大量、慢性心包积液的患者中，在进行心包穿刺后快速引流出大量心包液时就会出现这种情况[5]。

形成这种现象的机制还不完全清楚。现已提出的可能假设有：慢性弥漫性缺血伴短暂性心肌顿抑；除了继发于高肾上腺素能状态的全身血管阻力增加外，静脉回心血量突然增加导致的反向 Bernheim 效应也使左心室功能受损；以及潜在的心室收缩功能障碍暴露出来。在大多数情况下，心室收缩功能障碍是可逆的。治疗包括静脉利尿、血管扩张剂治疗和正性肌力药物。

参考文献

1. Kilpatrick ZM, Carleton BC. On pericardiocentesis. *Am J Card.* 1965;16:722-728.

2. Loukas M, Walters A, Boon JM, Welch TP, Meiring JH, Abrahams PH. Pericardiocentesis: a clinical anatomy review. *Clin Anat.* 2012;25(7):872-881.

3. Tsang TS, Freeman WK, Sinak LJ, Seward JB. Echocardiographically guided pericardiocentesis: evolution and state-of-the-art technique. *Mayo Clin Proc.* 1998;73(7):647-652.

4. Fitch MT, Nicks BA, Pariyadath M, McGinnis HD, Manthey DE. Videos in clinical medicine. Emergency pericardiocentesis. *N Engl J Med.* 2012;366(12):e17.

5. Chamoun A, Cenz R, Mager A, et al. Acute left ventricular failure after large volume pericardiocentesis. *Clin Cardiol.* 2003;26(12):588-590.

第十五章

主动脉内球囊反搏泵

"生命的希望来自勤奋；工欲善其事必先利其器。"

—孔子

主动脉内球囊反搏泵的适应证和禁忌证

1979 年经股动脉置入主动脉内球囊反搏泵（intra-aortic balloon pump，IABP）的方法开始被推行[1]。目前这一操作通常是在导管室经透视指引下完成[2-3]。表 15.1 和表 15.2 分别列出了置入 IABP 的适应证和禁忌证。

表 15.1　置入 IABP 的适应证

- 心源性休克
- 急性重度二尖瓣反流
- 急性重度室间隔缺损
- 难治性心肌缺血
- 高风险经皮冠状动脉介入治疗（PCI）

表 15.2　置入 IABP 的禁忌证

- 严重的凝血功能障碍
- 主动脉夹层
- 中重度主动脉瓣反流
- 严重的动静脉分流
- 败血症
- 没有明确治疗计划
- 较大的胸主动脉或胸腹主动脉瘤
- 较大的腹主动脉瘤（相对禁忌证，对于局限的肾下型腹主动脉瘤患者可采用左侧肱动脉入路）
- 严重的双下肢外周血管疾病（相对禁忌证，可采用左侧肱动脉入路）
- 股-腘动脉旁路移植术

经股动脉置入 IABP

IABP 一般通过右侧或左侧的股总动脉置入，有时还可经左侧肱动脉途径置入（图 15.1A）。大多数成人用球囊容积为 40 ml。身高大于 183 cm 的患者可用 50 ml 球囊，小于 162 cm 的患者可用 30 ml 球囊。球囊充分扩张后的内径不能超过降主动脉内径的 80%～90%。术者将穿刺针刺入股总动脉后，再通过穿刺针芯放置 0.030 英寸（约 0.762 mm）或 0.032 英寸（约 0.813 mm）的 J 型头指引导丝于降主动脉内，退出穿刺针，送入 7.5 Fr 鞘管，使用三通管连接鞘管侧孔测量动脉压力。将 60 ml 注射器连接到球囊孔，缓慢将球囊中的气体抽尽，以便使球囊在插入时体积最小。使用肝素冲洗 IABP 的导丝腔，并在透视下将 IABP 经鞘管沿导丝推送至主动脉内。让不透光的球囊头端位于左锁骨下动脉开口以下 2 cm（气管隆凸），尾端不超过肾动脉开口（通常对应于 L_1～L_2 椎体）。推进球囊时通常没有阻力，若遇到阻力，提示存在主-髂动脉病变，这时应后撤球囊，重新进行造影评估主-髂动脉的情况。球囊扩张后不应引起肾动脉或锁骨下动脉的闭塞。最后撤出导丝，抽吸球囊的导丝腔，并用肝素化盐水冲洗，连接压力传感器。

术者将 IABP 的球囊充气口连接到控制台，用氦气进行充气。气球应完全伸展，不应有扭结或充气不足。球囊完全充盈并在透视下确定其

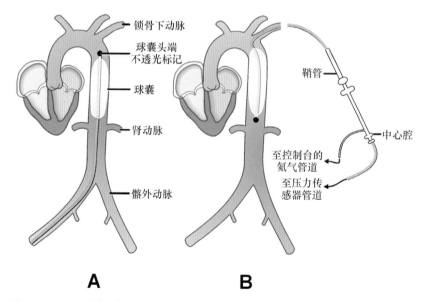

图 15.1 经股动脉途径（**A**）和左肱动脉途径（**B**）IABP 置入的理想位置

位置。这时进行电影采集存储影像。

当所有这些步骤完成后，开始进行反搏。弹丸式静脉内注射 40 IU/kg 肝素，以 12 IU/(kg·h) 持续静滴，保持部分凝血活酶时间（PTT）在正常时间的 1.5 倍，以减少血栓栓塞的发生。检查股动脉远端的脉搏，将球囊导管近端与皮肤缝合充分固定，用无菌敷料包扎。IABP 置入后，患者需要严格的卧床休息，保持髋关节屈曲小于 20°。为了得到最好的反搏血流动力学支持，需要对球囊充放气的时间进行优化。球囊充放气的时间调节好后可将反搏频率设为 1∶2，观察反搏与没有反搏时的动脉波形变化。球囊充气应在主动脉瓣关闭后，在主动脉压力监测图中与重搏波切迹重合。球囊放气应在主动脉瓣开放之前，常与心电图上的 "R" 波重合。当患者起搏比例为 100％ 时，可根据起搏钉触发球囊放气。如果球囊功能正常、时间设定合理，则反搏压应大于收缩压，而主动脉内舒张末压应低于非反搏状态下 10～15 mmHg（图 15.2C）。置入 IABP 后，必须定期和频繁检查双下肢脉搏，并应每日进行胸部 X 线和实验室检查（全血细胞计数、血清电解质、PTT）。

经左肱动脉置入 IABP

如上所述，如果需要且无禁忌证，可以经左肱动脉置入 IABP（图 15.1B）[4]。如果导丝在推送时遇到阻力，建议操作者在放置 4 或 5 Fr 鞘管后，先使用直猪尾导管进行血管造影确定左锁骨下动脉和肱动脉的解剖结构，再决定置入 IABP。随后可通过导丝将 4 或 5 Fr 鞘管更换为 7.5 Fr IABP 鞘管。立即弹丸式静脉注射 40 IU/kg 肝素，以避免鞘管内血栓形成。在透视引导下，将 IABP 穿过动脉鞘的止血单向阀沿着导丝推送至降主动脉，使不透射线的标记头端位于肾动脉上方（通常对应于 L_1～L_2 椎体），球囊近端大约在左锁骨下动脉起始位置以下 2 cm 处（气管分叉处）。有时导丝常会朝升主动脉方向移动，在这种情况下，可以使用内乳动脉导管将导丝引向降主动脉，然后交换为 IABP。球囊推送时不应有阻力，若有阻力通常提示主动脉-锁骨下动脉疾病。此时应撤出球囊，通过血管造影评估主动脉-锁骨下动脉段。球囊充气不会导致肾动脉或锁骨下动脉闭塞。随后的步骤与前述的股动脉入路方法相同。当球囊就位时，应让患者保持左臂平直，头部可以抬高至 30°。

有时术者可能需要采用无鞘置入 IABP 的方法，特别是对于身材矮小、有周围血管疾病或左肱动脉入路已占用的患者。然而无鞘置入 IABP 具有一旦置入后再无法重新调整 IABP 的位置和皮肤寄生菌感染风险增加的缺点。

心导管手术在 IABP 工作时可以安全地进行。在所有的导管交换期间暂时关闭 IABP，能预防诊断性导管尖刺破球囊。

在脱机适应后可以拔出 IABP。脱机适应时先将反搏比率从 1：1 降至 1：2，密切观察患者数小时。如果患者血流动力学持续稳定，进一步降低反搏比率至 1：3，继续观察 1 h，如果患者病情仍稳定，在准备拔管前将其降低至 1：4，停止静滴肝素，当 ACT 小于 170 s 后术者可拔出 IABP。在股动脉入路周围的皮肤和软组织处注射 15～20 ml 1% 利多卡因，可减轻拔出 IABP 时患者的不适感，减少疼痛引起的迷走神经反应发生的风险。在此过程中强烈建议持续监测心电图、氧饱和度和血压变化。治疗严重迷走神经反应的必要准备有：建立良好的外周静脉通道并滴注生理盐水，床旁准备好 1 mg 阿托品。

当所有准备工作完成后，操作人员关闭 IABP，将 60 ml 注射器连接到 IABP 的中央导管腔，并将所有氦气从球囊中抽出，以便球囊完全放气。不能通过鞘将球囊取出，而应将球囊和鞘管一同拔出。操作者首先切开固定缝合线，将右手放在股动脉（左肱动脉）上，使示指位于鞘管入口的下方，并施以压力。将中指放于股动脉（左肱动脉）入口的上方。用左手将球囊和鞘管同时撤出，让穿刺点流血数秒，此时要用示指压迫住血管远段。然后压迫住血管近段松开远段使其回血数秒。最后操作者同时压迫住动脉入口近段和远段 15 min。在人工压迫止血期间需要密切监测远端血管搏动。

在拔出 IABP 的过程中必须细致操作以避免形成远端血管血栓或栓塞，这些血栓或栓塞有可能是在球囊导管上和穿刺点周围形成的。将无菌敷料覆盖于穿刺点，让患者严格卧床休息（适用于股动脉入路；左肱动脉入路不必要），并且严密观察穿刺点，评估远端脉搏 8 h（第 1 小时内每 15 分钟，第 2、3 小时每小时，然后每 4 小时观察）。

术者如果遇到以下问题应如何处理？

IABP 的充气和放气时间不理想

可能有以下四种 IABP 时间问题（图 15.2A～E）：

- **充气过早**：在重搏波切迹之前进行球囊充气，这可能导致主动脉瓣提前闭合，心室后负荷、左室壁张力和氧耗增加，以及每搏排血量下降。在压力波形图中，可以看到无泵辅助时的收缩压和泵辅助时的舒张压波形融合。可通过轻微延迟球囊充气时间至重搏

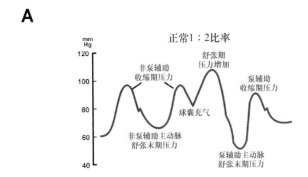

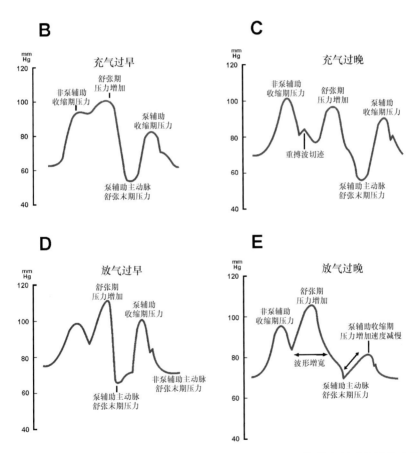

图 15.2 IABP 的充气和放气时间（详见文中）。**A.** IABP 恰当充气时的正常主动脉内压力曲线。**B.** IABP 充气过早时异常主动脉内压力曲线。**C.** IABP 充气过晚时异常主动脉内压力曲线。**D.** IABP 放气过早时异常主动脉内压力曲线。**E.** IABP 放气过晚时异常主动脉内压力曲线

波切迹再次出现，并逐渐缩短至所需要的正确充气时间，这时可见充气时间与重搏波重合，IABP 压力监测波形恢复正常。

- **充气过晚**：在重搏波切迹之后才进行球囊充气，这可能导致冠状动脉灌注压减低。在压力波形图中，可以看到泵辅助时的舒张压波幅低于无泵辅助时的收缩压波幅。可通过轻微提前球囊充气时间至重搏波切迹消失，并逐渐延长至所需要的正确充气时间，使 IABP 压力监测波形恢复正常。

- **放气过早**：放气过早可能引起冠状动脉灌注不足，左心室等容收缩期开始前球囊放气会相对增加心室后负荷，心肌氧耗量增加。在压力波形图中，可以看到泵辅助时的舒张压波形下降幅度陡峭，且低于预期的最低点，同时泵辅助时的收缩压波幅高于无泵辅助时。可通过延迟球囊放气时间来纠正这个问题，使 IABP 压力监测波形恢复正常。

- **放气过晚**：放气过晚可能会阻碍心室射血，导致主动脉早期收缩压增加，心室后负荷、左室壁张力和氧耗增加，以及每搏排血量下降。在压力波形图中，可以看到泵辅助时的舒张末压波形幅度等于或大于无泵辅助时的舒张末压。泵辅助收缩期压力增加速度减慢，舒张期压力增加的波形变宽。可通过提前球囊放气时间来纠正这个问题，使 IABP 压力监测波形恢复正常。

败血症和已证实的菌血症

应拔出 IABP，治疗感染。

血小板减少症和溶血

通常血小板计数不低于 50 000/ml，拔出 IABP 后血小板能迅速恢复。如果血小板计数未恢复，应该对血小板减少症的其他原因进行排查。IABP 继发的严重溶血比较罕见，发生时需要去除 IABP。

脑血管意外

脑血管意外是 IABP 罕见的并发症。术者需要确保球囊的位置不靠近锁骨下动脉，球囊没有破裂，以及主动脉弓没有广泛的逆行性夹层。

肢体缺血和远端栓塞

既往存在动脉性疾病，使股总动脉或髂动脉内径严重狭窄，当置入 7.5 Fr IABP 后可能阻塞血管，引起肢体缺血。这种情况发生时，应拔出 IABP，并尝试在对侧股动脉中置入。如果肢体缺血不能缓解，需要及时联系血管外科进行手术。

血栓形成

局部血栓形成常发生在既往有动脉粥样硬化疾病的情况下，但也可能随局部动脉夹层发生。此时应移除 IABP，并尝试把它置入对侧股动脉中。如果肢体缺血不能缓解，需要及时联系血管外科进行手术。

血管夹层

血管夹层可发生在主动脉、髂动脉或股动脉中，可能是在球囊插入时或由于球囊充气引起。这些夹层的大多数发生在血流的下游，可拔出 IABP 并观察病情变化。如果导致器官或肢体缺血，需要及时联系血管外科进行手术。

远端栓塞

球囊破裂发生很少，程度可以从非常小的漏气到灾难性破裂（见第十七章）。常见的原因是置入球囊过程中的错误操作，或被钙化斑块侵蚀。通常球囊泵可以发现漏气并发出信号，但术者应始终保持警惕，并随时检查体外管道是否存在血液，出现舒张波形的突然变化时应特别注意。当发现这种情况时，应立即停止球囊泵，将球囊拔出。否则，可能会发生对患者具有灾难性后果的氦气栓塞。球囊内大量凝固的血液将不可避免地导致需要外科手术才能移除球囊。如果能在 1 h 内确认存在"血凝块球囊"，可以尝试将组织型纤溶酶原激活剂（t-PA）注入 IABP 的气体内腔中，尝试溶解血凝块，并经皮去除 IABP，从而避免外科手术[5-6]。

心律失常

心律失常会影响 IABP 充气和放气的正确时机。当心率大于 120～130 次/分时，操作人员可考虑将 IABP 切换到 1∶2 反搏模式，以提高血流动力学支持的效率，这一点对于不能足够快速充放气的老式球囊泵尤为重要。

既往已有移植血管

人造（Dacron）主-股动脉或髂-股动脉移植血管可用作置入 IABP 时的穿刺点。人造血管需要充分准备以适应 7.5 Fr 鞘管。当穿刺针通过 Dacron 移植物时，术者不会有针尖突然进入到人造血管腔中的落空感；相反，一旦穿刺针穿透人造血管，就会感觉到人造血管对穿刺针的"抓握感"。

当穿刺针在移植物腔内时，应观察到搏动性的回流血液。其余的步骤与常规操作和前文描述相同。唯一的区别是，首先使用 8 Fr 扩张器穿过导丝，再置入鞘管。该操作能让移植物路径容纳 7.5 Fr IABP 鞘管。当通过 Dacron 移植物拔出 IABP 时，由于移植物血栓形成的风险增加，应时刻避免用力压迫移植物。当然也应采取足够的压力防止出血。如果出现并发症，应立即联系血管外科医生处理。

参考文献

1. Bergman HE, Casarella WJ. Percutaneous intra-aortic balloon pumping: initial clinical experience. *Ann Thorac Surg.* 1980;29:153-155.

2. De Waha S, Desch S, Eitel I, et al. Intra-aortic balloon counterpulsation — basic principles and clinical evidence. *Vascul Pharmacol.* 2014;60(2):52-56.

3. Trost JC, Hillis LD. Intra-aortic balloon counterpulsation. *Am J Cardiol.* 2006;97(9):1391-1398.

4. Aznaouridis K, Kacharava AG, Consolini M, Zafari AM, Mavromatis K. Transbrachial intra-aortic balloon pumping for high-risk percutaneous coronary intervention. *Am J Med Sci.* 2011;341(2):153-156.

5. Fitzmaurice GJ, Collins A, Parissis H. Management of intra-aortic balloon pump entrapment. *Tex Heart Inst J.* 2012;39(5):621-626.

6. Fukushima Y, Yoshioka M, Hirayama N, Kashiwagi T, Onitsuka T, Koga Y. Management of intra-aortic balloon entrapment. *Ann Thorac Surg.* 1995;60(4):1109-1111.

第十六章

临时经静脉起搏器置入

> "我们希望安逸做事前要先学会勤奋做事。"
>
> ——Samuel Johnson

手术适应证和禁忌证

　　临时经静脉起搏器[1]置入可通过任意一条下述的中心静脉途径完成（图 16.1）。决定使用哪一条静脉入路取决于一系列因素；尽管患者对锁骨下静脉途径的耐受性较高，但发生急性并发症的风险也较高[2]。手术应在镇静和监测心电图、血压、血氧饱和度下进行。

　　手术适应证在表 16.1 中列出。手术唯一相对禁忌证为凝血性疾病（INR>1.8，PTT>正常 2 倍和/或血小板计数<50 000/ml）。

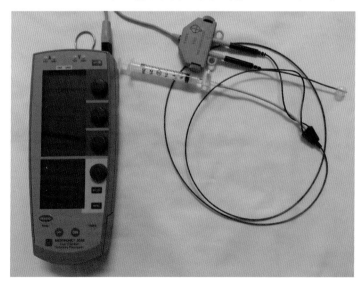

图 16.1　临时经静脉起搏装置（Medtronic，Inc.，Minneapolis，MN）和临时经颈静脉球囊起搏导管（C. R. Bard，Inc.，Lowell，MA）

表 16.1　临时经静脉起搏器置入的适应证

1. 心肌梗死并发：
   - 新发 RBBB＋LAFB 或 LPFB
   - 新发 LBBB＋一度房室传导阻滞
   - 交替性 LBBB 和 RBBB
   - 莫氏 Ⅱ 型二度房室传导阻滞
   - 三度房室传导阻滞
2. 影响血流动力学的心动过缓
3. 超速起搏以终止某些类型心律失常（Ⅰ型心房扑动、房室结折返性心动过速）
4. 永久性起搏的过渡
5. 继发于结节病或心肌炎的急性完全性房室传导阻滞
6. 预防继发于导管室某些手术（右冠状动脉旋磨）的高度房室传导阻滞

RBBB：右束支传导阻滞；LAFB：左前束支传导阻滞；LPFB：左后束支传导阻滞；LBBB：左束支传导阻滞

股静脉途径

选择股静脉途径时，通过鞘管向前推送起搏导管达到 15 cm 后扩张导管尖端球囊，随后在透视下将导管推送入右心房（RA）。进入右心室（RV）的方法通常遵循第十章描述的步骤。如果是通过起搏导管在 RA 形成一个环来进入 RV，那么需要旋转导线来消除这个环，因为这个环趋向于使导线尖端向上指向右心室流出道（RVOT）。这种途径置入只能用于导管尖端不能被安置在 RV 心尖部时。

越过三尖瓣进入 RV 后，球囊放气。导线越过三尖瓣形成一个指向下方的平缓的弧形，旋转导线，将导线尖端指向间隔部。

导线放置在合适的位置上后，随心脏收缩的运动幅度很小。应在透视下分别从右前斜位（RAO）和左前斜位（LAO）来确定导线的位置，并要求患者行数次深呼吸或咳嗽来进一步确定其位置。术者将起搏导线通过尾端的电缆插头与临时起搏器连接，在透视下以比固有心率快 10～20 次/分的速度及 5 mA 的输出开始起搏。如果出现心脏停搏或极度心动过缓，起搏心率应达到 80 次/分。

如果未夺获心跳或存在伴随起搏的膈肌收缩，应重新调整起搏器导线位置。如果在 5 mA 时夺获心跳，应缓慢减少电流直到观察到夺获消失。最低可夺获电流定义为夺获阈值。理想的夺获阈值应小于 1 mA。起搏应设置为阈值电流的 2～3 倍来确保一个安全的起搏范围。

下一步要测试感知阈值，将起搏器调至敏感度最低的毫伏数，并且起搏频率低于自身固有频率 10～20 次/分，然后逐渐降低直到监测到非同步起搏。然后将其 50％ 设置成起搏器安全感知范围。手术完成后，术者确保连接和起搏器导管位置的安全性，完成 12 导联体表心电图和胸片检查。患者应保持平卧位卧床休息。高度建议行术后胸片检查，即使透视下未见明显气胸。

右颈内静脉途径

当使用颈内静脉或锁骨下静脉途径时，起搏器导管通过 5 Fr 鞘管向前送入达 15 cm，球囊扩张，导管进入 RA，越过三尖瓣进入 RV，球囊放气，导管尖端顺时针旋转向下指向右室心尖部。导线合适的位置是指向 4～5 点钟方向，到达心影边缘。其余步骤同股静脉途径一致。

如果术者遇到下列问题之一怎么办?

心脏穿孔

在透视和心电图指导下临时起搏器置入发生 RA 或 RV 穿孔（见第十章）很少见。此类并发症发生时，表现为频繁胸部和肩部疼痛，当血液进入心包时可能会出现血管迷走神经症状。这些症状会伴随起搏阈值的突然改变，和（或）起搏/感知功能的丧失，可随后发展为心脏压塞。临时起搏器导线造成室间隔穿孔者少见，其通常表现为起搏阈值的突然改变，体表心电图从特征性的左束支传导阻滞（LBBB）改变为右束支传导阻滞（RBBB），提示左心室（LV）起搏。此时必须回撤导线并重新调整导线尖端。

起搏失败

除非是发生心室穿孔或者起搏器/发生器功能障碍，起搏失败一般都归因于起搏导线的移位。

心律失常

当球囊导线经由 RA 进入 RV 时可发生心律失常，在大多数病例中表现为轻度或短暂的心律失常（房性期前收缩和室性期前收缩，右束支传导阻滞）。异常心脏搏动可由球囊导管接触到心内膜所致，轻微回撤导线就可轻松解决。需要治疗的持续房性或室性心律失常很少发生，主要发生在心肌缺血或心肌梗死患者、既往有房性或室性心律失常的患者，或者是无效超速起搏的结果。在这些情况下，术者和导管室工作人员需遵循高级心脏生命支持（ACLS）指南来快速、有效地解决问题。

在有完全性 LBBB 的患者中，由起搏器导线促发的 RBBB 可导致完全性心脏传导阻滞，通常是短暂存在的。导管室工作人员需要熟悉这类问题，并且当完全性心脏传导阻滞持续时开始临时起搏。心动过缓时间过长伴随低血压、恶心、出汗，可能是血管迷走神经反射的表现，这可由右心导管操作触发，多出现在不同原因所致血容量不足的焦虑患者中。术者可以采用快速补液联合经静脉起搏和抬高下肢的方法来处理这些相对良性的并发症。个别情况下，如果低血压对上述措施无反应，可静脉使用正性肌力药。

参考文献

1. Goldberger J, Kruse J, Ehlert FA, Kadish A. Temporary transvenous pacemaker placement: what criteria constitute an adequate pacing site? *Am Heart J.* 1993;126(2):488-493.

2. Cooper JP, Swanton RH. Complications of transvenous temporary pacemaker insertion. *Br J Hosp Med.* 1995;53(4):155-161.

第十七章

心导管术后管理

"直到它真正结束前是不会结束的。"

——美国谚语

手术记录

心导管术后正确、早期的护理，及持续生命体征、氧饱和度、心电图监测对于患者的安全是至关重要的。即使有最完善的心导管术前评估和计划，以及完美的手术操作，治疗结果都可能因粗心的心导管术后护理而完全破坏。手术完成后，术者对所获得的数据应进行回顾，并写出最终的导管手术报告[1]。最终的导管手术报告分为 3 个主要部分，其中每一部分包含特定内容（表 17.1）。第一部分是针对临床重点结果，书写要简明易懂。所有临床医生在阅读报告的第一部分后就应该明确患者进行诊断性检查的种类、具有诊断价值的结果和相关临床建议。

第二部分集中在影像中的解剖图像、发现和结果上。获取的图像（带或不带注释）可以包含在本节中。最后，第三部分主要描述了操作流程细节，包括入院情况、病史记录、大部分操作流程细节、技术细节的简短描述，以及与最终手术报告相关的其他内容。

结构性心导管术和诊断性检查的报告内容样本可以参考美国心脏病学会（ACC）/美国心脏协会（AHA）/美国心血管造影与介入学会（SCAI）2014 关于心脏导管室结构性手术报告的健康政策声明：来自美国心脏病学会临床质量委员会的报告。

术后联系手术相关医师并讨论手术中的结果是很重要的。通过讨论告知术后早期所需做的护理调整。术者用简单易懂的方式向患者解释最

表 17.1　医生最终心导管检查报告的重要组成部分

- 针对临床的重点内容进行总结
- 图像
- 操作流程细节

终结果，并讨论可选择的治疗方案，提供印刷图片或冠状动脉血管造影的数字拷贝作为患者的个人医疗档案。当患者在心导管手术观察间时，护理人员需要警惕并尽早发现与术后并发症相关的症状和体征，因为心导管术后患者病情的轻微变化，可能是即将出现的血流动力学变化的先兆。强烈建议术者进行术后基础的神经系统检查，应特别注意与术前检查相比发生变化的地方。

如果患者的病情保持稳定，并且检查了伤口，则术者应嘱咐患者遵循一定的规则（表 17.2）。遵守这些规则有助于伤口的正常愈合过程。除非患者的病情发生变化，没有其他特殊的限制或需要进行的常规实验室检查。详细告知患者可能出现的晚期并发症的征兆以及应对措施（表 17.3）。在完成所有这些步骤并且安排好患者的随访之后，患者可以从心导管观察室转出。

血管入路的闭合

人工压迫

人工压迫尽管具有明显的局限性，如患者不适、长时间的卧床和抗凝中断，但仍被认为是动脉鞘管拔出后止血的金标准，因为随机试验中

表 17.2　心导管术后的临时限制

桡动脉和肱动脉入路
- 48 h 内肢体不能剧烈活动
- 24 h 后去掉敷料
- 伤口区域应当保持干燥和清洁

股动脉入路
- 36～48 h 内不能有剧烈活动，包括驾驶
- 24 h 后去掉敷料
- 24 h 后淋浴
- 伤口位置完全愈合前不能泡澡或者游泳

表 17.3　心导管术后可能出现的晚期并发症

- 伤口的感染/炎症：伤口红肿、渗出、疼痛、皮温上升
- 出血或少量渗血
- 肢体缺血：麻木、疼痛、变色、远端搏动消失、肢体温度下降、正常的肢体功能丧失
- 假性动脉瘤：局部肿胀伴随或不伴随疼痛

没有一个闭合装置能够显著减少血管并发症[2-5]。去除动脉鞘后通过指压法实现局部止血的过程相对简单，但需要遵循一些规则。在拔鞘前，操作人员保证患者的正确体位。在拔股动脉鞘时，患者应处于仰卧位靠近床边缘的位置，床高度调整时，应使得操作者的手指施加的压力垂直于股动脉鞘入口部位。在拔肱动脉或桡动脉鞘时，患者和操作者的体位应让双方都感到舒适。以下的准备对于术者来说非常重要，应能在监护仪上看到患者的生命体征，保证静脉通路通畅，在桌子上备用 1 mg 阿托品注射液、4×4 无菌纱布垫、乙醇（酒精）棉签、拆线器械包、10 ml 注射器和一副无菌手套。向患者简要说明需要进行的操作过程并检查远端脉搏，将注射器连接到鞘的侧端口，回抽 3～4 ml 血液。鞘入口周围的皮肤用乙醇棉签消毒，然后将几个 4×4 无菌纱布垫放置在鞘的基座下方。术者用左手（在右股动脉通路的情况下）触诊动脉鞘入口上方 1～1.5 cm 处的动脉搏动（穿刺时需要向头侧方向进针，针头进入血管的皮肤位置位于动脉鞘入口上方 0.5～1 cm 处）。然后将示指放置在鞘皮肤入口下方 0.5～1 cm 的动脉搏动处，从而使皮肤缺口始终保持可见，用于压迫力量大小的控制和观察由于手压力不足或定位不准确时的出血。操作者的手指定位在所述的搏动位置后，告知患者将在该部位施加压力并要求其正常呼吸并放松。接着示指缓慢但稳定地向远端动脉施加闭合压力，另一只手从基座处拔出鞘管。操作者应允许几秒钟的出血，然后在穿刺点近端施加稳固的、直接闭合血管的压力，并且示指释放施加在穿刺点远端的压力。一旦实现近端血管的完全闭塞，操作者应逐渐降低由中指和环指施加的压力，直到感觉到股动脉搏动，这表明恢复部分顺行血流。保持稳固的压力 3～5 min，指尖压力在接下来的 10～15 min（5～10 min，4 Fr 鞘）中逐渐减少，并持续观察穿刺点。操作者使用另一只手定时触诊检查穿刺点周围的区域，以防止和（或）检测皮肤深处早期形成的血肿。

一旦停止压迫，需观察该部位 1 min，并检查远端脉搏。如果有出血，再进行 10～15 min 的压迫。如果没有出血，伤口位置用半透明的无菌黏性塑料贴膜覆盖，同时建议患者头枕枕头并保持平卧 1 h，定时观察穿刺点。如果没有出血迹象，使患者 30°～45° 半卧位保持术侧肢体伸直，巡回人员定期观察穿刺点（总观察时间：4 Fr 鞘，2 h；5 Fr 鞘，3 h；6 Fr 鞘，4 h）。建议不要对穿刺点施压额外的压迫，如沙袋。沙袋会阻断静脉血流，并不能降低动脉出血的发生率；同时它影响术者的观察视野，可能导致大量的失血不能被及时发现。观察期结束后，医生检查伤口处是否存在血肿、活动性渗出和新的杂音，并重新检查远端的搏动、腿部活动和感觉。检查穿刺点时要求患者轻轻地咳嗽。只有在上述检查完成之后，患者才能在有护士陪伴和备有抢救车的情况下起床和下地活动。在转出前必须重新检查伤口。

当手动加压处理位于人造髂动脉或者主动脉到股动脉的人造血管的入口时，术者需要特别小心，避免完全压迫人工血管，而是施加最小的足够止血的压力 $15\sim20$ min。对移植人工血管的完全挤压可能导致血栓形成，应尽量予以避免。

再发出血的危险因素可能导致术者改变人工压迫和观察持续时间，这些因素包括：

- 手术部位血管严重动脉粥样硬化和钙化（失去弹性）
- 高血压
- 慢性肾功能不全（功能障碍性血小板）
- 肥胖
- 严重主动脉瓣反流（宽脉压）
- 凝血功能障碍
- 血小板减少症
- 连续 $Gp_{IIb/IIIa}$ 受体拮抗剂注射

如果围术期静脉注射了普通肝素，应在股动脉鞘拔除前检查活化凝血时间（ACT）。如果 ACT 小于 180 s，则可以安全地拔除股动脉鞘。在左、右心导管检查同时进行的情况下，股静脉鞘应在动脉鞘拔出压迫期间定期冲管，并在动脉止血后拔除。

血管闭合装置

SyvekPatch（Marine Polymer Technologies，Danvers，MA，USA）[6] 和 V+Pad（Angiotech Pharmaceuticals Inc.，Vancouver，BC，Canada）都是一种小贴片，常用来促进股动脉穿刺部位的凝血和稳定[7-8]。触诊近端动脉搏动后准备拔鞘，操作者将贴片的边缘定位并固定在中指下，从而使贴片的主体覆盖鞘的基座。当鞘拔除后，向动脉近端施加闭塞压力之前，血液的回流使贴片浸湿。随后，同一只手的示指从穿刺点远端位置移动到贴片的正上方，施加压力 $10\sim15$ min，直到实现稳定的止血。一旦确认止血，应将干燥的黏合性半透明敷料敷在贴片上。其余的步骤与人工压迫步骤相同。24 h 内，患者水浸润贴片后可自行将其轻轻剥离。这些贴片的主要优点是不会在穿刺点置入异物；如果需要可以立即进行同一部位的再次穿刺；缩短观察期并允许患者早期

（2 h）下床活动。对于有人造髂动脉或者主动脉到股动脉人工血管的患者，不推荐使用 SyvekPatch 或 V+Pad。

C 型臂夹具

使用 C 型臂夹具与人工压迫相比并不具有优势，但在忙碌的导管室特别是在需要长时间人工压迫时，可以选择 C 型臂夹具，工作人员则可以同时进行其他工作（图 17.1）。它的缺点包括无法轻易地调节压力或在紧急情况下使用。C 型臂夹具是一种简单的装置，其具有平坦的基座和以 90°连接到基部的反向"L"型臂。装置的远端连接了一次性塑料盘。为了正确地放置 C 型臂夹具，患者应处于靠近床边缘的平卧体位，臀部直接落在夹具的基座上。在合适的位置，起到 C 型臂夹具压力施加器作用的可更换透明塑料盘应该直接覆盖到穿刺点部位上，应稍高于已经回撤 1～1.5 cm 的鞘管的基座，并通过向下移动塑料盘来直接调整穿刺点部位的压力，拔鞘并施加闭塞压力。初始闭塞压力在 15 min 内逐渐减低，但不允许穿刺部位出血，并保持远端血液循环，积极监测远端脉搏。操作者定期触诊并检查穿刺点部位周围的区域，以防止和（或）检查皮肤深处的早期血肿形成。

一旦动脉加压完成后，随后对穿刺点部位的护理按照人工压迫所述进行。对于人造髂动脉或者主动脉到股动脉人工血管的患者，使用 C 型

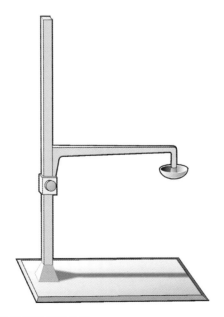

图 17.1 C 型臂夹具可用于压迫动脉

夹是禁忌的。

FemoStop

与 C 型臂夹具比较，FemoStop（FemoStop plus，RADI Medical Systems AB，Uppsala，Sweden）的优势包括易于控制监测压力，可以在紧急情况下使用，保留患者的可转运性（图 17.2）。FemoStop 是用于血管鞘拔除后止血的气动压力装置[7]。它也可以有效地应用于控制穿刺部位的可压迫性假性动脉瘤。FemoStop 装置包含一个带有空气垫的透明拱形塑料，一个与拱形塑料相连的聚酯束带，一个可重复使用的泵。为了正确放置 FemoStop 装置，患者应处在仰卧体位，患者的臀部和下背部直接落在 FemoStop 聚酯束带上，聚酯束带穿过用来固定的拱形塑料。

如果位置合适，作为压力施加装置的可更换的透明塑料拱顶气垫应该直接放置在穿刺点位置，略高于已拔出 1～1.5 cm 的鞘的基座。一旦系统准备就绪，术者用三通管连接可重复使用的压力泵，取下拱顶气垫的保护盖，暴露无菌表面。直接、适度的压力通过空气泵将空气"泵入"，拔鞘后，"泵入"额外的闭塞性压力。然后在接下来的 3 min 内在不允许穿刺部位出血的情况下逐渐释放原始闭塞压力，同时保证远端血

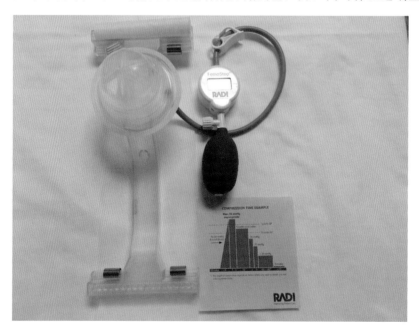

图 17.2 FemoStop 气压闭合器，可作为 C 型臂夹具的替代方案

液循环，密切监测远端脉搏的搏动情况。术者在接下来的 15 min 内应保持拱顶气垫压力高于患者的舒张压，然后在接下来的 4 min 内将拱顶气垫内的压力逐渐降低到 40 mmHg，再进一步降低到约 30 mmHg。压迫持续时间取决于若干因素，包括鞘的尺寸和抗凝药物使用情况。操作者应定时触诊并检查穿刺部位周围的区域，防止和（或）检查早期血肿形成。一旦动脉加压完成，后续对穿刺部位的护理与人工压迫所述的步骤相同。在有股静脉鞘时，在拔鞘后将圆顶充气至 20～30 mmHg。为了尽量减少动静脉瘘形成的风险，应在拔除动脉鞘之前实现静脉止血。

C 型臂夹具和 FemoStop 机械加压装置均有禁忌证（表 17.4）和可能出现的不良反应（表 17.5）。因此，在每个病例使用这些装置之前，医生应仔细权衡风险和获益。

桡动脉穿刺点的止血

准备工作

结束心导管检查后，术者常规从桡动脉鞘回抽血液，然后用肝素化的生理盐水冲洗鞘管[8]。穿刺点附近腕关节周围皮肤及桡动脉鞘用抑菌

表 17.4　可能的不良反应

- 组织坏死
- 皮肤起水泡/擦伤
- 神经挤压伤
- 股动脉/股静脉血栓形成
- 出血或者血肿
- 动静脉瘘或者假性动脉瘤形成
- 超声指导下挤压修复时假性动脉瘤的急性扩张或者破裂

表 17.5　禁忌证

- 容易形成血栓的严重外周血管疾病
- 严重肢体缺血
- 皮肤坏死和（或）感染
- 腹股沟韧带以上或者附近的动脉损伤
- 不能充分压迫伤口
- 股动脉人工血管或者支架置入，或者人工股静脉，由于有损伤或者血栓形成的风险
- 感染的假性股动脉瘤超声指导下的压迫修复
- 由于严重的下肢水肿、股神经压迫、动脉梗阻，导致股动脉不适合压迫

剂（如氯己定）清洁。撤出桡动脉鞘 2～3 cm。如果遇到阻力或者患者感到明显疼痛或者不适，术者应该考虑局部/皮下注射 1％利多卡因。在再次试图撤出部分鞘管前应该给予动脉舒张药缓解血管痉挛，例如维拉帕米或者硝酸甘油。

鞘的移除和腕部压迫器

术者调整位于压迫腕带中心的绿色标志，使它接近手术部位鞘的穿刺点。尼龙搭扣带（Velcro strap）固定于腕关节附近（图 17.3）。用压迫器套装中的注射器吸入大约 15 ml 空气后，通过腕带侧孔与压缩气囊相连。一只手拿着注射器，向压缩气囊中注射空气，使动脉穿刺处的腕带（wristband）充气，用另一只手慢慢抽出动脉鞘直到完全移除。

通过透明的腕带来密切监测穿刺点的止血，如有必要则注入更多气体（注入的最大气体量为 18 ml）。以每次 1 ml 的速度逐渐抽出气体，观察穿刺点是否有红色渗血。一旦观察到渗血则立即停止抽气，重新向气囊中充气 3 ml。这既确保了止血的充足压力，又可避免对桡动脉的过

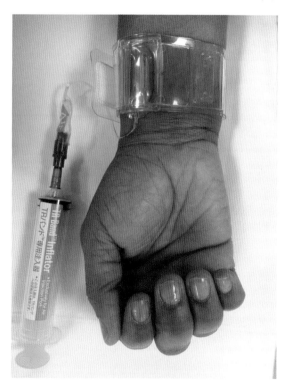

图 17.3 Terumo 腕带（Terumo Corp.，Japan）是腕部压迫器的一个示例

大压力。取下注射器，记录下腕带内最终注入的气体量。

确定手部血液循环通畅

应该通过触诊腕带远端的桡动脉或者监测手指血氧波形的振幅和形态，来确定腕带远侧的桡动脉血液循环情况。

MYNX GRIP 闭合装置

Mynx Grip（AccessClosure，Mountain View，CA）是一种带球囊导管的血管闭合装置，它用聚乙二醇（一种可溶于水的具有生物相容性的抗血栓形成的聚合物）作为密封剂。当把其送至组织中时，这个冻干的聚乙二醇密封剂立即吸收血液和液体，膨胀至它体积的 3～4 倍，起到立即止血的作用（图 17.4）。这个装置可用于 5～7 Fr 的鞘，它唯一的主要禁忌证是穿刺点位置过高。密封剂注入 30 天内完全溶解。注入密封剂前需要股动脉造影。

血管闭合器的释放过程如下。术者通过引导鞘缓慢将闭合器送入，

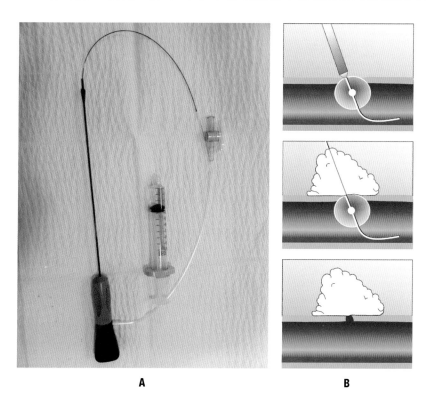

A   **B**

图 17.4 Mynx Grip 穿刺点闭合器。**A.** Mynx Grip 装置。**B.** 穿刺点闭合步骤

然后扩张动脉内小的、半顺应性球囊。术者轻轻撤回球囊，直到它锚定于动脉穿刺点处的动脉内壁；然后注入密封剂并释放（unsleeved）。施加中等程度的压力 30 s，随后停留 90 s，然后球囊排气，撤出闭合器。人工压迫 1 min 直到完全止血。人工压迫完毕之后，至少观察手术部位 1 min，再次检查皮下血肿和远端脉搏情况。处理严重钙化血管时，有时血管壁钙化的锐利边缘会刺穿半顺应性球囊，这将导致装置送入的失败，而且需要人工压迫。有的术者倾向于通过应用平行于 Mynx 装置的 0.025 英寸导丝保留动脉穿刺点，如果球囊意外破裂，保留穿刺点后再次尝试置入闭合装置。然而，如果没有重大问题发生就撤回导丝。随后穿刺部位的护理同前述的人工压迫一样。成功释放该装置 2 h 后患者可以出院回家。在需要的情况下，可以立即再次穿刺同一穿刺点。

ANGIO-SEAL STS PLUS 血管闭合器

Angio-Seal STS Plus（St. Jude Medical，St. Paul，MN）是一种基于锚定作用的胶原蛋白塞闭合装置，它利用平坦的矩形锚定板从内部贴近动脉，纯化胶原塞子作用于动脉的外表面，它的缝合材料将这两者固定在一起，可以立即产生止血效果，通常不需要人工压迫（图 17.5）。所有应用于穿刺处的 3 种异物在 30～90 天内被完全吸收。

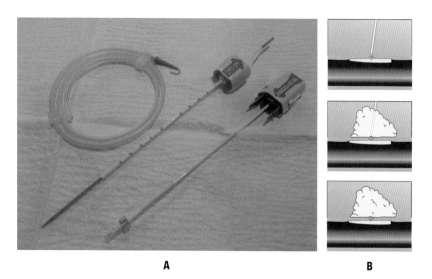

A   **B**

图 17.5　Angio-Seal STS Plus 血管闭合器。**A.** Angio-Seal STS Plus 装置。**B.** 穿刺点闭合步骤

在确认没有禁忌证（表 17.6）和回顾了装置置入的注意事项（表 17.7）后，行右前斜位股动脉造影。0.035 英寸的导丝通过现存的 6 Fr 或者 7 Fr 的动脉鞘，拔出鞘管，在穿刺点上方 1～1.5 cm 处行闭合血管的人工压迫。

将与动脉鞘同等尺寸的闭合器鞘管与动脉穿刺点定位器（扩张器）组合好，冲洗之后，通过导丝轻轻送入血管腔，然后向前推进直到通过穿刺点定位器的近端侧孔观察到血流恢复。术者轻轻回撤整个装置，导致恢复的血流停止（表明定位装置远端孔已退出动脉）。随后再次向前推送装置直到当通过侧孔的血流恢复。此时，术者固定鞘的位置，在鞘管基座处通过向上弯曲动脉穿刺点定位器，松开并撤出定位器和导丝。在这之后，将封堵器插入到鞘管中，直到鞘帽和血管闭合器的袖状基座结合在一起。然后术者用一只手拿着鞘，另一只手小心慢慢地回撤血管闭合器的基座到完全锁定的状态。当装置完全锁定时通常会感到一些阻力。术者回撤血管闭合器直到锚定到贴近血管内壁合适的位置。保持缝合线的张力，向皮下推注胶原塞子到达动脉壁外侧。用调节管继续下推使缝合变紧，形成结，接下来几秒就起到止血作用。

在穿刺点周围组织用温和的压力在表皮下剪断缝合线。如果持续渗血，就在穿刺处行非闭塞性的人工压迫 2～3 min。术者应当小心，回撤

表 17.6 闭合装置放置的禁忌证

- 鞘或者周围组织有细菌污染
- 鞘已经从股浅动脉穿入到股深动脉，导致股浅动脉胶原沉积，而且可能导致血流减少引起远端动脉缺血症状
- 穿刺点位于股浅动脉和股深动脉分叉处或者其远端，这可能导致：①锚定于分叉处或者位置不当；②胶原沉积于血管。这些都可能引起血流减少，导致远端动脉缺血症状
- 穿刺点接近腹股沟韧带可能导致腹膜后血肿

表 17.7 装置置入的注意事项

- 患者接受介入治疗正在服用华法林
- 已知患者对牛肉产品、胶原/胶原产品、聚乙醇酸或聚乙醇酸聚合物过敏
- 患有先天自身免疫性疾病的患者
- 患者正在行溶栓治疗
- 穿刺点位于移植血管的患者
- 未控制的高血压患者（收缩压＞180 mmHg）
- 患有出血性疾病，包括血小板减少（血小板＜75 000/ml）
- 小儿患者或者股动脉直径过小（直径＜4 mm），股动脉过小可能妨碍行血管闭塞术
- 孕妇或者哺乳期的女性

血管闭合器时不要太用力，因为这可能导致锚定板拉扯至血管外。止血成功后，用抗菌溶液消毒穿刺部位，然后贴敷透明无菌的黏附性敷料。患者仍然处于平躺体位，头位于枕头上放松 5～10 min，在此期间多次检查穿刺部位。如果无出血征象，就可让患者坐起至 45°角，双下肢平直放置 20～25 min。此后，患者可以弯曲双下肢。后续穿刺处的护理如前所述的人工压迫。装置置入成功 2 h 后患者可以出院回家。通常情况下不建议在随后的 90 天内用同一个穿刺点进行血管穿刺。

StarClose 装置

StarClose 装置（Abbott Vascular，Redwood，CA）是一种夹子形式的镍合金血管闭合器，在置入的过程中主动接近血管壁，该装置仅穿透动脉中层，永久固定于股动脉表面，而且能够避免皮下组织内的胶原塞子和缝合线的残留（图 17.6）。置入过程开始，通过导丝用闭合套装里特制的鞘替换现存的鞘，它的直径通常是 6 Fr 或者 7 Fr。放置好导丝之后移除原来的鞘；将导丝放置合适，防止穿刺点的丢失。如果在初始放置鞘时没有准备组织通道，术者应该用镊子扩大通道。然后 StarClose 套装里的鞘通过导丝放置入血管。随后经鞘送入 StarClose 装置，轻轻回抽鞘直到它的基座距离皮肤表面 0.5 cm，这为术者用示指和中指辅助操作鞘提供了空间。用另一只手向前推进 StarClose 装置与

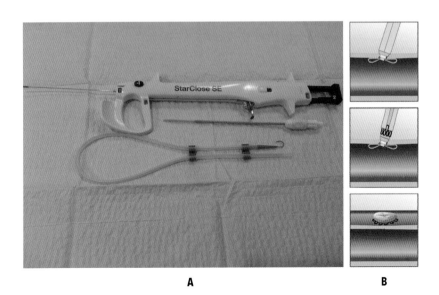

A　　　　　　　　　　　　　　　　　**B**

图 17.6　StarClose 血管闭合器。**A.** StarClose 装置。**B.** 穿刺点闭合步骤

鞘基座锁定。这一步完成以后，术者按压装置尾端的♯2按钮，打开 StarClose 装置远端的伞形结构轻轻回撤鞘，直到装置的远端/伞锚定于血管壁。此时，用左手固定装置，推送装置上的♯3按钮使鞘从头到尾分裂开来。然后，术者调整装置的角度在 70°～80°，确保装置的远端/伞仍然位于血管内壁，按压♯4按钮，将镍合金的夹子送至血管壁。

在夹子放置好后，慢慢回撤 StarClose 系统，如果没有受到阻力就完全撤出。随后轻轻按压穿刺点 1 min，检查穿刺点是否出血。如果在撤回传送系统时遇到较大阻力，则将♯3按钮复位，用鞘的引导端在 2个释放点/孔处加压，松开压力后，撤回系统通常不会有大的问题。如果没有观察到出血，让患者用力咳嗽，弯曲双下肢，如果仍没有出血则装置置入成功。成功止血后，用抗菌溶液清洁穿刺点，贴敷半透明的无菌黏附性敷料。患者平躺，头部枕于枕头上放松 5 min，检查伤口。如果没有出血征象，让患者坐起至 45°，不限制双下肢弯曲。1 h 后再次检查伤口。

穿刺点随后的护理如前所述的人工压迫。装置置入成功 1 h 后患者可以出院回家。在需要的情况下，立即再次在同一穿刺点穿刺没有限制。

操作者在遇到以下问题时该如何解决?

心导管术后穿刺部位出血

动脉穿刺部位出血的发生率高于静脉穿刺部位，且需要操作者以及护理单元护士更为积极的迅速处理。首先要采取的步骤是立即手法压迫穿刺部位以控制出血。这种做法可以有效控制出血，穿刺部位较高在腹股沟韧带之上时，手法压迫的效果会大打折扣。

有一些确定性因素可以增加穿刺部位出血的风险（表 17.8），合并这些因素的患者应该严密监控。

如果穿刺部位低于腹股沟韧带，可能会形成局部软组织血肿。这将导致患者的血红蛋白浓度明显下降、低血压、代偿性心动过速或血流动力学不稳定，需要紧急输血。意识清醒的患者中上述病情转归并不常见，因为患者会随着血肿形成感到局部的不适或疼痛，这些情况会使得穿刺部位的出血被及早发现。当穿刺部位出血得到控制且患者血流动力学稳定时，应当标记可见血肿的范围大小。如果形成一个中等的或较大的血肿时，操作者应用手掌向血肿施加压力使其血肿由硬变软，使血液积聚的局部区域扩大到大腿上部皮下软组织附近。这个过程对于患者来

表 17.8　穿刺部位出血的危险因素

● 女性患者	● 高龄
● 高血压	● 正在使用抗凝或溶栓药物
● 肥胖	● 鞘管留置时间较长
● 使用直径较大的鞘管	● 终末期肾病
● 低体重	

说非常痛苦，因此需要适当使用一些短效镇痛药。大的血肿可能会压迫股静脉，容易使患者形成深静脉血栓[9]。对于特别大的血肿，虽然一般不需要手术处理，仍需要请外科会诊。应用多普勒超声显示没有从动脉血管向血肿内流动的血液，以此来与假性动脉瘤相鉴别。还可以使用CT 扫描以评估血肿范围，并除外腹膜后出血。

若动脉穿刺部位在腹股沟韧带及腹壁下动脉之上，内出血很可能无法及时诊断从而形成腹膜后血肿，这将很容易造成患者血流动力学的不稳定以及死亡。一般来说，腹膜后血肿的患者会出现新的、原因不明的心动过速和低血压，伴有同侧腹部或背部疼痛、腹部侧面的瘀斑，以及股神经病变。当上述症状或体征发生时，应立刻检测血红蛋白/血细胞比容水平，给予补液复苏治疗，确定患者血型并备血，停止抗凝及抗血小板治疗，并进行腹部和盆腔 CT 平扫。如果无法使用 CT 检查，可以应用腹部及盆腔超声以明确诊断。当腹膜后血肿诊断明确后，立即给予补液复苏以及必要时的输血，这些都是治疗的基础。关于是否给予逆转抗凝治疗以及血小板输注，应根据临床医师对患者的具体情况来决定。这种并发症很少需要外科手术治疗。有时，如果没有外科支持并且患者的血流动力学不能通过输血或输液得到稳定，操作者可以从穿刺部位的对侧行急诊造影以定位出血部位。一旦明确出血部位，可以通过球囊压迫或置入覆膜支架来控制出血[10]。

假性动脉瘤

在所有的诊断性左心导管检查中，动脉穿刺部位形成假性动脉瘤的概率高达 1%[11]。这个并发症以血肿形成并破坏动脉壁所有三层结构为特征。患者通常在导管检查之后出现一些症状，这些症状一般为穿刺部位突发剧烈疼痛随后局部肿胀，常常在伴随肢体张力改变的活动后加重。

通常，会在动脉穿刺部位未完全愈合的情况下形成假性动脉瘤。发生此并发症风险较高的患者特征包括高龄、女性、肥胖以及合并糖尿病。其他危险因素包括在股浅动脉或股深动脉上的穿刺位置较低，以及在鞘管拔除后不使用闭合装置的情况下手法压迫时间较短。在导管检查之后，如果局部疼痛和（或）出现搏动的、增大的包块并伴随肢体无力及感觉异常，应该怀疑假性动脉瘤。听诊增大的、搏动的包块时可闻及收缩期杂音。假性动脉瘤的诊断可以通过彩色血流多普勒超声检查得以证实。较小的假性动脉瘤（<2 cm）可能会自发性愈合。相比之下，较大的假性动脉瘤更易发生破裂。大多数假性动脉瘤可以直接处理，可行超声引导下压迫，或超声引导下局部注射凝血酶，或向假性动脉瘤腔注射可生物降解的胶原蛋白等方法。超声引导下直接压迫，虽然有效但会使患者感到不适，并且很耗时（平均压迫时间在 30～45 min）和耗力。其失败率不等，最高可达 15%，尤其是在伴随抗凝治疗、肥胖或较大假性动脉瘤的患者中。超声引导下的凝血酶注射（500～1000 U）可以在有或没有球囊保护血管真腔的情况下进行。如果不使用球囊，操作者需要将针尖远离假性动脉瘤的颈部，以避免远端凝血酶栓塞。注射 0.2 ml（1000 U/ml）凝血酶，并用彩色多普勒显像，直到观察不到血液流动，这种现象通常会在几秒钟内发生。另一方面，当使用球囊时，穿刺对侧血管并置入鞘管，导丝将在 JR 或者 IMA 导管的引导下绕过髂动脉分叉向远端受损的股动脉部位移动。随后，使用与参考血管直径比例 1∶1 的球囊，放置在假性动脉瘤的瘤口部位压迫。然后将少量的凝血酶经皮注射到假性动脉瘤腔中，这种方法没有发生远端栓塞的风险。覆膜支架和弹簧圈栓塞同样也可以成功治疗假性动脉瘤。如果在血管吻合部位发生较大的假性动脉瘤或者合并有感染的假性动脉瘤，则血管外科手术是标准的处理方法。

动静脉瘘形成

当操作者在进行血管穿刺进针时，不慎同时穿透了动脉与静脉血管的结构，便会造成动静脉瘘形成。最常见的原因是在静脉上较低的解剖位置穿刺以及穿刺针的进针方向不正确。在完成了心导管术以及拔除动脉鞘管之后，瘘管可能会保持开放状态。在导管检查之后，操作者必须于穿刺部位仔细听诊，若听到连续的往返的杂音，则应怀疑动静脉瘘的形成。在极端情况下，检查时可以观察到穿刺部位的搏动性肿块，有时会逐渐增大，伴有肢体远端脉搏减弱。动静脉瘘的明确诊断可以通过彩色血流多普勒超声。小的动静脉瘘并不影响血流动力学，常可自行闭合或者在超声引导下压迫即可闭合。较大的动静脉瘘可能引起症状，需要通过血管手术使之闭合。偶尔会使用覆膜支架及弹簧圈栓塞等经皮关闭瘘管的方法[12]。

神经损伤

股神经损伤较为少见，常见原因为穿刺针意外刺伤或者局部麻醉注射时损伤。还有一种常见原因为合并严重的腰椎骨软骨病（$L_2 \sim L_4$ 椎骨）的患者长时间保持卧位，将体位从仰卧位改为坐位可以在短时间（数小时）内解决这个问题。股神经损伤偶尔也会继发于腹膜后或腹股沟血肿的压迫治疗，其本质仍是血管穿刺并发症。股神经的运动分支支配肌肉完成髋关节屈曲和膝关节伸展等运动，当其受到压迫时，症状表现为患者无法行走，或者自觉腿或膝关节"无力"或"不灵活"。当患者保持仰卧位时，这个问题可能不会注意到，只有在特殊的检查时（例如，体检时发现股四头肌的力量下降以及膝反射减弱）或当患者尝试站立时才能显现出来。观察室护士在护理患者时应该指导患者缓慢起床，并确保在患者腿部无力的情况下可以得到支撑。此外，若患者出现髋关节弯曲困难，应考虑腹膜后血肿压迫股神经的可能，因为支配髂腰肌的股神经运动分支（控制髋关节的屈曲）自腹股沟韧带上方穿出。

一般来说，在适当的影像学检查（腹股沟超声、腹部或盆腔 CT 扫描）之后，治疗方法大多较为保守，但有时继发于严重腹股沟或腹膜后血肿的股神经损伤可能需要神经减压手术治疗。

还应注意的是，股神经感觉支支配着大腿内侧以及小腿前侧和内侧的皮肤感觉。局部麻醉注射或者压迫这些分支会造成上述皮肤区域的麻木和感觉异常，若直接向这些分支注射麻醉剂，这种情况可能持续数周，甚至几个月。

出现臂内侧筋膜室综合征最常见的原因是经肱动脉路径行心导管术时造成的局部血肿形成。正中神经和尺神经常常同时受累。臂内侧筋膜室综合征的初期症状，为心导管术后几日出现单侧疼痛及感觉异常，还可能伴随进行性手鱼际肌区域无力。此时肢体远端动脉搏动通常正常。这种情况下需要紧急手术减压。

肢体缺血

穿刺部位可能会形成动脉血栓，并导致肢体缺血[12]。手术切开血管、局部痉挛（特别是在血管中置入一个较大直径的动脉鞘管）、严重外周血管疾病、糖尿病、严重心脏收缩功能障碍，以及高凝状态都可以导致局部血栓形成和肢体缺血。

急性肢体缺血经典的体征和症状由五个"P"组成：即疼痛（pain）、苍白（pallor）、无脉（pulseless）、感觉异常（paresthesia）、发冷（polar cold）。多普勒超声检查可以明确诊断。在导管检查之后出现急性症状性肢体缺血的患者应进行血管造影，以明确缺血的解剖学病因。治疗方案取决于当前的临床表现，可以是经皮途径（球囊血管成形术以及支架置入术，伴或不伴选择性注入溶栓治疗或导管取栓）或外科手术方法（血栓切除术和修复术）。对于缺血性肢体的干预时间至关重要，因为超过 6 h 可能导致广泛的肌肉坏死，并伴随血流恢复时出现的再灌注损伤。

栓塞

动脉粥样硬化性栓塞在已知严重的主动脉及其分支动脉粥样硬化的患者中更易出现。它可能会潜在地影响任何器官，但根据临床经验，心导管术后 7 天内发生的动脉粥样硬化性栓塞所致肾功能不全具有特殊意义，因为这种并发症在某些情况下可能持续存在并维持数月之久。这个现象的确切机制并未明确，它涉及动脉粥样硬化斑块局部阻塞小血管（直径 $100\sim300~\mu m$），以及伴随着红细胞沉降率升高、补体水平降低、嗜酸性粒细胞尿和嗜酸性粒细胞显著增多（$>3\%$）的严重炎症反应。此外，全身性栓塞的症状有 Hollenhorst 斑、肢体疼痛、网状青斑、瘀点、足趾梗死，以及远端肢体的片状出血（但仍有脉搏搏动）[13]。

动脉粥样硬化性栓塞所致肾功能不全的治疗主要是对症支持治疗，在严重的肾功能不全时，可能还需要进行血液透析。仅有的可能的预防措施是控制在主动脉中导管和导丝的操作时间。当这种并发症的临床表现是弥漫性的，且涉及不同的动脉区域时，其死亡率非常高。

感 染

如果在心导管术前、术中以及术后应用适当的灭菌技术，则局部或全身的细菌感染都是较为少见的。并不推荐在行心导管术时常规使用抗菌药物预防感染。对于免疫功能低下的患者以及手术过程中存在可能的或明确的伤口污染的患者，需要考虑使用抗菌药物预防感染。术者应避免穿刺皮肤不完整的区域。为了尽量减少感染的风险，患者必须遵从心导管术后医师建议以及一些限制措施。如果感染仍然发生，通常会表现为穿刺部位局部疼痛、红斑及肿胀，自穿刺部位渗出脓性分泌物，发热，以及伴随全血细胞分类计数左移的白细胞计数增高。在免疫功能低下的患者中，一些上述的感染症状可能并不明显。如果患者被诊断为手术相关的全身或局部感染，则应开始针对表皮葡萄球菌和金黄色葡萄球菌的经验性抗生素治疗。在免疫功能低下、中性粒细胞减少症或是存在其他革兰氏阴性菌易感因素的患者中，还应增加抗革兰氏阴性菌的抗生素治疗。与手法压迫相比，血管闭合装置相关的感染往往会较晚出现，除了使用全身性抗生素之外，严重的脓肿形成还需要外科引流、血管闭合装置去除以及动脉血管重建。

辐射性皮炎

这类并发症在诊断性心导管术中很罕见，较多见于长时间的、复杂病变的术后，例如多支冠状动脉桥血管检查。当检查辐射量超过总空气kerma 的参考值≥5 Gray 时，应常规告知患者，记录在病例中，并由主治医师进行谈话。导致慢性皮肤变化所需的累积剂量 ≥ 10 Gray（1 Gray＝100 radon）。通常在暴露于≥10 Gray 辐射量之后的皮肤红斑可能需要数日才会出现。皮肤坏死多见于＞15 Gray 辐射量暴露之后。长期接触 X 线辐射可能会导致慢性皮肤改变和白内障。

术后患者的随访应基于剂量的评估。若总空气 kerma＞5 Gray，对患者进行可能出现的皮肤改变指导（如背部红色斑块）。30 天内密切关注患者。若总空气 kerma＞5 Gray 但＜10 Gray，怀疑有不良皮肤效应时，应安排患者就诊，通过病史和体格检查来进行更好的评估。如果怀疑为辐射性皮炎，则应请专家会诊，并了解潜在的辐射病因。若总空气kerma＞10 Gray 但＜15 Gray，患者应在 2～4 周内返回诊室，并检查可能出现的皮肤效应。最后，若总空气 kerma＞15 Gray，应在 24 h 内联系医院风险管理部门，并通知监管机构。

肾脏并发症

造影剂肾病通常定义为血肌酐较基线水平增加 25％，或暴露于碘造影剂后 48 h 绝对值升高＞0.5 mg/dl[14]。血肌酐通常在手术后 72～96 h 内达峰，可能需要 7 天左右才能恢复至基线水平。与造影剂注射相关的急性肾损伤的机制尚未完全明确，但似乎是多因素造成的。这种并发症的发生风险在低危和高危患者之间的差异很大。根据临床风险预测因子，可以使用几种方法来评估造影剂肾病发生的基线风险（表 17.9 和表 17.10）。

术前评估风险评分≥4 分时，强烈建议采取预防措施（表 17.11）。

造影剂肾病的处理多为保守治疗，肾病会诊支持以及必要时早期应用肾替代治疗。

与造影剂肾病相关的另一重要问题是服用二甲双胍的患者出现乳酸酸中毒。二甲双胍是一种肾代谢的药物，蓄积在静脉注射造影剂的患者体内，导致肠壁产生过多乳酸，并减少了肝摄取能力。药物治疗应在术后停用 48 h，并在确定肾功能正常之后继续治疗。心导管术前无需停用二甲双胍，因为即使在发生肾功能不全的情况下，二甲双胍的药物水平也不会增加，除非额外加服剂量。

表 17.9 计算风险评分

风险因素	分值
肌酐清除率<60 ml/min	2
使用主动脉内球囊反搏	2
急诊手术	2
糖尿病	1
心力衰竭	1
外周血管疾病	1
造影剂使用量>260 ml	1

应用所有因素评分的累计总分来评估风险水平，最低为 0 分（肾并发症低风险），最高为 10 分（肾并发症高风险）

表 17.10 验证风险评分

风险评分	肾病发生率
0～4	0.2%
5～6	2.6%
7～8	8.2%
9～10	25.4%

表 17.11 用于降低造影剂肾病的风险预防措施

- 使用较少剂量造影剂
- 使用非离子、等渗型造影剂
- 使用 0.45% 或 0.9% 生理盐水在术前 12 h 及术后 12 h 内进行水化
- 避免使用非甾体抗炎药，以及在尽可能的情况下避免使用利尿剂及 ACEI 类药物
- 优化心力衰竭患者的血流动力学状态
- 近期使用过造影剂的患者应延迟手术时间直至肾功能正常
- 术后 48～72 h 检查血肌酐

参考文献

1. Sanborn TA, Tcheng JE, Anderson HV, et al. ACC/AHA/SCAI 2014 health policy statement on structured reporting for the cardiac catheterization laboratory: a report of the American College of Cardiology Clinical Quality Committee. *Circulation*. 2014;129(24):2578-2609.

2. Byrne RA, Cassese S, Linhardt M, Kastrati A. Vascular access and closure in coronary angiography and percutaneous intervention. *Nat Rev Cardiol*.

2013;10(1):27-40.

3. Dauerman HL, Applegate RJ, Cohen DJ. Vascular closure devices: the second decade. *J Am Coll Cardiol.* 2007;50(17):1617-1626.

4. Biancari F, D'Andrea V, Di Marco C, Savino G, Tiozzo V, Catania A. Meta-analysis of randomized trials on the efficacy of vascular closure devices after diagnostic angiography and angioplasty. *Am Heart J.* 2010;159(4):518-531.

5. Patel MR, Jneid H, Derdeyn CP, et al. Arteriotomy closure devices for cardio-vascular procedures. A scientific statement from the American Heart Association. *Circulation.* 2010;122:1882-1893.

6. Mego D, Thomas M, Stewart J, et al. A poly-N-acetyl glucosamine hemostatic dressing for femoral artery access site hemostasis after percutaneous coronary intervention: a pilot study. *J Invasive Cardiol.* 2010;22(1):35-39.

7. Kunert M, Gremmler B, Schleiting H, Ulbricht LJ. Use of FemoStop system for arterial puncture site closure after coronary angioplasty. *J Invasive Cardiol.* 2004;15(5):240-242.

8. Fech JC, Welsh R, Hegadoren K, Norris CM. Caring for the radial artery post-angiogram: a pilot study on a comparison of three methods of compression. *Eur J Cardiovasc Nurs.* 2012;11(1):44-50.

9. Shammas RL, Reeves WC, Mehta PM. Deep venous thrombosis and pulmonary embolism following cardiac catheterization. *Cathet Cardiovasc Diagn.* 1993;30:223-226.

10. Al-Sekaiti R, Ali M, Sallam M. Radial artery perforation after coronary intervention: is there a role for covered coronary stent? *Cathet Cardiovasc Interv.* 2011;78(4):632-635.

11. Webber GW, Jang J, Gustavson S, Olin JW. Contemporary managment of postcatheterization pseudoaneurysms. *Circulation.* 2007;115:2666-2674.

12. Tonnessen BH. Latrogenic injury from vascular access and endovascular procedures. *Persp Vasc Surg Endovasc Ther.* 2011;23(2):128-135.

13. Blanco VR, Morís C, Barriales V, González C. Retinal cholesterol emboli during diagnostic cardiac catheterization. *Cathet Cardiovasc Intervent.* 2000;51(3):322-325.

14. Seeliger E, Sendeski M, Rihal CS, Persson PB. Contrast-induced kidney injury: mechanisms, risk factors, and prevention. *Eur Heart J.* 2012;33(16):2007-2015.

第十八章

心导管术中复杂病例的探讨

"生活中没有什么可怕的，只需要学会去理解。"

——Marie Curie

冠状动脉左主干狭窄

做好导管插管之前的准备工作，可以帮助术者预判左主干是否存在病变，并且在左冠状动脉插管过程中降低并发症的发生风险（图18.1）[1-2]。

术前检查提示冠状动脉左主干存在狭窄的预处理步骤如下：

步骤1：急救车放在就近的位置，除颤贴片贴在患者的胸部，准备好临时起搏器和 IABP 设备并随时取用。事先应该告知介入治疗医师可能要进行高风险的诊断性心导管检查，介入医师不应该在当天工作临近结束时对高风险患者进行心导管插入术。一般选用非离子型造影剂。

左主干狭窄

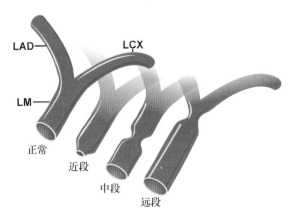

图 18.1 左主干狭窄不同类型示意图。LAD：左前降支；LCX：左回旋支；LM：左主干

步骤 2：对左冠状动脉（LCA）在使用 JL 导管进行冠状动脉插管时，应特别小心，避免在抽出导丝时导管头端直接进入 LCA 开口。术者应沿导丝将导管的末端推送至冠状动脉窦底部或者停在高于 LCA 开口处的升主动脉段。在持续压力监测下，从低于或高于 LCA 开口的位置小心将导管送入冠状动脉左主干（LM）。强烈建议在插管之前，选用右前斜位（RAO）加小角度足位或左前斜位（LAO）加小角度头位在冠状动脉窦内进行非选择性造影，将有助于观察 LM 开口的位置。

步骤 3：当导管头端顺利进入冠状动脉开口后，需要检查压力，以确保没有发生压力波形的阻尼变化或心室化，并且还应密切监测 ECG 变化和患者的临床表现。如果导管在进入 LM 开口时，发生了压力降低和（或）心室化，则左主干很可能存在狭窄情况。术者应稍微回撤导管，重新检查压力波形，然后在缓缓注射约 2 ml 造影剂的同时获取电影图像。如果是 LM 开口存在狭窄，可以尝试重新定位导管头端以消除压力阻尼。并且可以使用非选择性血管造影术或者"hit and run"操作方式（选用 RAO 足位和 LAO 头位，注射 4～6 ml 造影剂进行双平面血管造影），或者可以选用在导管撤回至升主动脉的同时，快速地将造影体位从小 RAO 足位或小 LAO 头位换到 RAO 头位的造影方式。在主动脉测得的压力图形与从 LM 开口处获得的压力图形进行比较，并记录压力梯度。这些影像和信息通常足够为心胸外科医生提供冠状动脉旁路移植术（CABG）所需的手术信息。术者应避免额外的血管造影，因为频繁的 LM 插管可导致血管痉挛或斑块破裂/夹层，并产生灾难性后果。

步骤 4：如果患者情况稳定，则术者可以进行右冠状动脉造影。对于 LM 严重狭窄同时伴有闭塞的和（或）小的、非优势型右冠状动脉的患者，建议送入 ICU 进行监护。而对发生心肌缺血性临床症状甚或伴有血流动力学不稳定的患者，都需要立即放置 IABP 辅助装置，紧急行心胸外科和介入心脏病医生会诊。

冠状动脉起源异常

选择性冠状动脉造影术中最常观察到的冠状动脉异常是造影时没有观察到左主干，左回旋支（LCX）和左前降支（LAD）共同起源于升主动脉，但随后就分为 LCX 和 LAD 两支，或者分别起源于左冠状动脉窦（LCC）[2-3]。当使用 JL 导管时，导管的头端可以选择性地进入 LAD

或 LCX 血管开口。大多数情况下难以同时使这两个动脉显影，所以应该分别进行插管。偶尔可以通过逆时针旋转 JL 导管来实现 LAD 的插管，顺时针旋转导管时则可以进入 LCX 动脉内。有时需要根据一个简单的规则来更换导管：如果开始是使用 JL4 导管进行 LCX 插管，更换为 JL3.5 导管更容易进行 LAD 的顺利插管，反之亦然（例如，如果较小的 JL 导管完成 LAD 的插管，则可以使用较大的导管进行 LCX 的插管）。如果上述方法都不能获得需要的造影图像，则应考虑其他导管，如 AL 或 MP 导管（第 7 章中已做详细的描述）。

尽管血管起源于 LCC，但当开口处在冠状动脉窦较低或较高的位置，或者当其开口向后或向前时，可能难以通过预先塑型的 JL 导管对 LM 冠状动脉进行插管。这时可以使用非选择性的"冠状动脉窦"造影，经常能够帮助术者发现 LM 的起源位置，并选择适当的导管和方法。通常，如果异常开口的 LM 位于左冠状动脉窦，可选用 MP 或 AL 导管进行成功插管（位于后部时选用逆时针旋转，位于前部时选用顺时针转）。LM 开口位于主动脉右冠状动脉窦的情况是非常少见的（约有 0.15％的患者），而起源于无冠窦则更为罕见[3]。图 18.2 描绘了常见的成人冠状动脉起源异常。

哪些起源异常是属于危险性的？

当 LM 或右冠状动脉（RCA）来源于无冠窦时，这一血管起源位置是良性的，与主要的不良反应无关。而开口源于右冠状动脉窦的 LM 通常会带来不少问题。动脉的走行位置不一定是良性的，因为它可以在肺动脉和主动脉之间走行，而这可能与心脏猝死有关。一般来说，来自右冠状动脉窦的 LM 可以使用 AR 或 AL 导管来完成顺利的插管。另一方面，如果 LM 起源于 RCA 开口前面位置时，通常认为是危险的血管走行方式。而对于异常起源于右冠状动脉窦的 LAD 动脉也可以这样认为。另一方面异常起源于右冠状动脉窦的 LCX 动脉虽然形成动脉粥样硬化的风险可能更高，但是通常认为也是良性的。这种异常的变异类型可以使用改良的 AR 或 MP 导管顺利插管。

LCX 与 RCA 偶尔共用一个开口，这时可以用 JR 导管让这两个血管共同显影。当 RCA 源于左冠状动脉窦时，其血管走行也经常被认为是恶性的，特别是其开口位置位于 LM 开口的前方。为了对该动脉进行选择性插管，操作者可以考虑使用 JL5 或 JL6、AR 或 AL 冠状动脉导管。

对于怀疑左或右冠状动脉开口异常且插管过程较复杂时，强烈建议

A

LCA 起源于右冠状动脉窦（RCC）

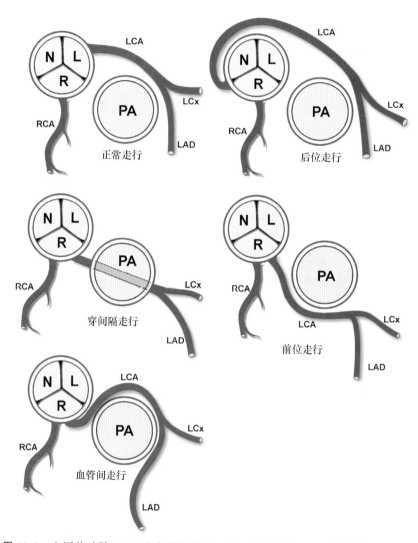

图 18.2 左冠状动脉（**A**）和右冠状动脉（**B**）起源异常。N：无冠瓣；R：右冠瓣；L：左冠瓣；PA：肺动脉；LCA：左冠状动脉；LAD：左前降支；LCX：左回旋支；RCA：右冠状动脉

进行 CT 血管造影检查。起源于右冠状动脉窦的 RCA 可以有多种插管方式。如果起源于窦下方可以使用 MP 导管顺利地插管，而起源于窦的前面最好选用 AL 或 AR 导管插管，起源于窦口后面则可以使用 MP 导管进行插管，开口在窦管结合处以上且位于上方/前方的位置时最好选

B

RCA 起源于左冠状动脉窦（LCC）

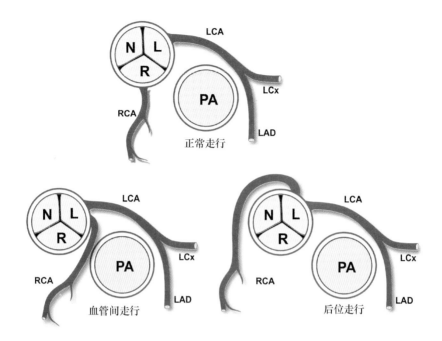

图 18.2（续）

用 MP 导管（见第七章）、AL 或 3D-RCA 导管进行插管。当使用 3D-RCA 导管时，术者应缓慢地将导管头端从窦内撤出到升主动脉，同时轻微顺时针旋转并多次注射造影剂，将导管的头端转向冠状动脉开口位置。

在顺时针或逆时针旋转导管尝试对起源异常的冠状动脉进行插管时，可以进行测试造影来帮助判定位置。例如，如果异常冠状动脉开口位于前方，导管进行逐步顺时针旋转的同时可以注射少量造影剂来显示血管的影像，此时导管的头端会逐渐靠近血管开口的位置。相反，在对导管逐步逆时针旋转的同时进行非选择性测试造影则无法显示这一冠状动脉血管，因为导管的尖端会逐渐向后背离开口的位置。类似的非选择性小剂量造影剂注射的方法可以帮助术者尝试确定异常冠状动脉的开口在偏高还是偏低的位置。为了观察起源于另一个（异常）冠状动脉窦的冠状动脉的血管走行方向，术者应该选用 RAO 视角进行观察。如果冠状动脉的初始走行方向是指向后方的，则该血管走行更有可能是"良性的"；另一方面，如果冠状动脉的初始走行方向是指向前方的，则该过程更可能是"恶性"的。

冠状动脉痉挛和心肌桥

当患者冠状动脉造影结果正常或者仅有不具有生理学意义的狭窄，而其主观症状（病史和体检）和客观检查数据（心电图和非侵入性心脏成像）怀疑心肌缺血症状是由冠状动脉血管痉挛引起时，临床医生应决定是否对这类患者进行进一步检查（图 18.3A）[4-5]。有时对容易出现冠状动脉血管痉挛的患者进行冠状动脉的简单的插管操作或者强迫过度通气就能诱发痉挛，通过选择性冠状动脉血管造影可以直接观察到这一情况，并且向冠状动脉内注射硝酸甘油就能消除血管痉挛。另外对于冷暴露可以诱发症状的患者，可以在心导管室进行冷加压试验（将手浸入冰冷的水中）来证实。

如果这些操作仍不能触发冠状动脉血管的痉挛，术者可以进行药物激发试验。在美国，两种最常用的药物是甲麦角新碱和乙酰胆碱，在欧洲和日本，还可以使用马来酸麦角新碱。为了及时逆转这些药物的缩血管作用，可以根据需要在冠状动脉内注射硝酸甘油。然而在注射乙酰胆碱过程中，可能会引起心动过缓和低血压，此时可以通过每 3～5 min 静脉内注射 0.5 mg 阿托品，直到总剂量 2 mg 来缓解以上的副作用。药物激发试验的主要禁忌证包括严重的 LV 功能障碍、严重主动脉瓣狭窄、绝经前妇女闭经（可能怀孕）和显著的 LM 冠状动脉狭窄。

文献报道中已经描述多种药物激发试验的方案。可以每 5 min 以 50 μg 的剂量静脉内给予马来酸麦角新碱，直到最大剂量为 350 μg；出现阳性反应或副作用时需要终止测试。麦角新碱也可以通过冠状动脉内给药，每次注射 5～10 μg，总累积剂量为 50 μg。还可以每 3 min 进行

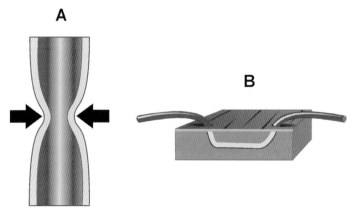

图 18.3 A. 血管痉挛示意图；B. 心肌桥示意图

弹丸式递增静脉注射 1、2、3 和 4 μg/kg 甲麦角新碱，出现阳性反应或
副作用时需要终止测试。乙酰胆碱可以每 3 min 以 20、50 和 80 μg 的逐
渐增加的剂量注射入 RCA，并且每 3 min 以 20、50 和 100 μg 的逐渐增
加的剂量注射到 LCA 中。出现阳性反应或副作用时需要终止测试。冠
状动脉内注射硝酸甘油可以及时逆转由麦角新碱衍生物或乙酰胆碱引发
的冠状动脉血管痉挛。

心外膜的冠状动脉偶尔会出现部分血管走行于心肌内部，这可能导
致心肌组织下卡压着不同长度的冠状动脉，临床上被描述为"桥"（图
18.3B）[6]。LAD 中段和 RCA 最常出现心肌桥。一般来说，心肌桥是一
种良性现象，但在极少数情况下，可能会导致血流量减少和心肌缺血的
发生。这种并发症的发生机制是由于肌肉不能松弛或者松弛能力延迟，
导致血管腔在收缩期、特别舒张期受压。此外，在"桥"之前或之后，
血管痉挛和近端或远端部分发生的动脉粥样硬化可能是造成心肌缺血的
因素。冠状动脉造影可以显示心外膜下冠状动脉的收缩期变短或"挤奶
效应"，伴有或不伴有舒张期血管腔直径减少。为了评估心肌桥的功能
意义，可以滴注多巴酚丁胺后测量血流储备分数或通过血管内超声来评
估其解剖结构。这些方法的详细描述超出了本书的范围[6]。

主动脉瓣狭窄

在处理严重钙化的主动脉瓣时，可以通过不同的投影体位观察瓣膜
结构，勾画出狭窄瓣膜的孔径，并且可以帮助推送导丝通过瓣膜口。为
了穿过严重狭窄的主动脉瓣，可以使用柔软、直头、0.035 英寸的导
丝。通过主动脉瓣的最佳体位为 RAO，第九章介绍了不同导管的插管
技术。在成功建立血管入路后，静脉内推注肝素（40 U/kg），以保持
ACT≥200 s，并在手术过程中频繁（2～3 min）取出并清洁导丝。操作
人员绝对不要施加蛮力，以试图将导丝或导管推送过狭窄的瓣膜；相
反，采用轻柔的操作方式操纵导管和导丝，可以进行反复多次的操作是
成功的途径。步骤如下：

步骤 1：在中央静脉内放置 7 或 8 Fr 鞘，并将 6 或 7 Fr 长（90 cm）
鞘管（减少外周血管压力增益，避免在髂/腹主动脉粥样硬化部分操作，
方便评估可疑的主动脉瓣下固定和/或动态的梗阻）经股动脉送入升主
动脉内。

步骤 2：将 Swan-Ganz 导管放置入 IVC 中，检测氧饱和度，并将
Swan-Ganz 导管推送至 SVC 中[2]。重新检查氧饱和度，并拉回到 RA

后，将导管分别推送至 RV 和 PA 中，并同时记录导管的压力。然后检查 PA 和主动脉中的氧饱和度，再将 Swan-Ganz 导管推进到肺动脉楔压（PAWP）位置，记录压力，排空球囊，并将导管撤回到 PA 中。

步骤 3：如果怀疑有左向右分流情况，进行全套的分流检查；如果没有，排空球囊，取出 Swan-Ganz 导管，并冲洗两个鞘管。

步骤 4：将 4～5 Fr 端孔长（125 cm）MP 导管穿过动脉鞘，沿着导丝送入到升主动脉内至头端超出动脉鞘，从 MP 导管的头端和股动脉鞘同时记录动脉压，并注意差异。

步骤 5：使用软直头长导丝穿过狭窄的瓣膜；如果需要，可以使用 AL1 或 AL2 导管，然后通过 J 型头交换导丝将 AL 导管最终更换为具有端孔的 MP 导管。记录 LV 压力，然后在 LV 腔和股动脉鞘同时记录压力（50 和 100 mm/s 走纸速度和 0～200 mmHg 标度；如果需要，可以使用 0～400 mmHg 标度）（图 18.4）。

以 "200 mmHg 标度" 同时记录左心室和主动脉腔压力，计算机根据选定的 "阴影区域" 计算出平均 59 mmHg 的压力梯度。请注意，LV 和主动脉压力曲线的上行几乎同时发生。此类测量可以通过回撤测量导管来获得，然后叠加主动脉和左心室压力曲线图，这样做的局限性是心率的不完全匹配。如果采取这种方法，应该注意匹配曲线上每个上升段。

这个差异应计入到升主动脉和股动脉鞘的 delta 压力差上，以便计算峰-峰的压力梯度，并量化其平均梯度。完成后，记录回撤导管时的峰-峰值压力梯度（图 18.5）。

左心室至主动脉回拉过程中压力曲线显示 210 mmHg−110 mmHg＝100 mmHg 峰-峰的压力梯度。注意主动脉压力曲线上的切迹（黑色箭头）和延迟上升支。

如果导管从 LV 撤回到升主动脉后主动脉压力增加 ＞5 mmHg（Carabello 标志）[7-8]，操作者应该怀疑患者存在非常严重的主动脉瓣狭窄［主动脉瓣口面积（AVA）］＜0.7 cm²。如果术者在平均跨瓣压差较低的情况下，需要鉴别真性严重的主动脉瓣狭窄与假性瓣膜狭窄，可以使用药物（如多巴酚丁胺或硝普钠；参见下文）来扩大心排血量。如果主动脉瓣膜的平均压差增加至 ≥40 mmHg，并且在每搏量增加 ≥20% 的情况下，计算的主动脉瓣面积无明显增加，表明患者存在真正的主动脉瓣狭窄。应分别测量患者在正常窦性心律和心房颤动心率下的 5～10 个心动周期的平均压差。如果非侵入性检查提示主动脉瓣下有固定和（或）动力性梗阻的存在，应在 LV 腔的顶端和股动脉鞘进行压力追踪，并同时做记录。注意二者的差异，并计入 delta 压力差的计算中

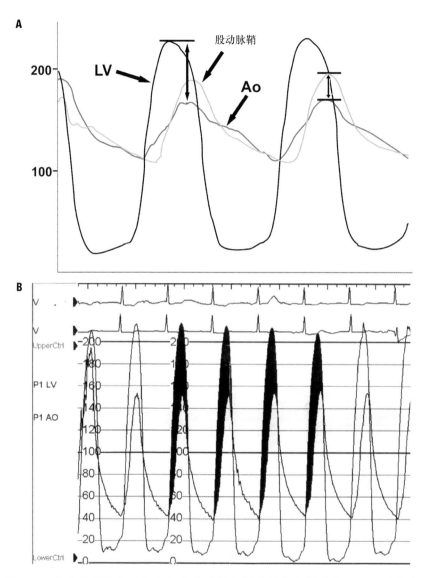

图 18.4　主动脉瓣狭窄时左心室和主动脉内同步压力监测曲线。LV：左心室；Ao：主动脉

（股动脉鞘压力减去升主动脉压力），以计算总的峰-峰压力梯度。可以要求患者呼吸并做 Valsalva 动作，同时记录 LV 腔和股动脉鞘的压力。完成后，可以通过导管尖端轻轻地接触心内膜来刺激室性期前收缩（PVC），并同步进行压力监测。如果存在动力性梗阻，Valsalva 动作会增加基线的压力阶差；在 PVC 后的一跳，压力阶差增加的同时伴有主动

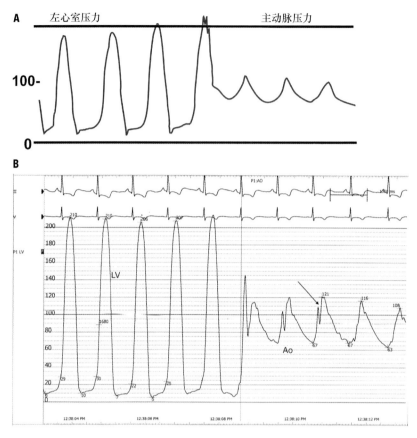

图 18.5 主动脉瓣狭窄患者导管从左心室撤至主动脉内的压力监测曲线。**A**. 示意图；**B**. 患者压力曲线

脉内压的下降（Brockenbrough-Braunwald-Morrow 征）（图 18.6）[9]。

随后，在缓慢回撤导管的同时记录压力，重复上述操作以进行左心室内动力性梗阻的定位。如果左心室流出道（LVOT）存在固定的主动脉瓣下狭窄，将长鞘经端孔导管送入左心室放置在 LVOT 梗阻部位前，端孔导管的头端位于 LV 梗阻部位远段，这样可以尝试"选择性"测量 LVOT 和主动脉狭窄的压力阶差。测量时将长鞘撤回主动脉内，端孔导管头端则位于主动脉瓣和 LVOT 梗阻之间。

步骤 6：撤出导管，冲洗两个鞘管。
- 轻度主动脉瓣狭窄：压力阶差＜25 mmHg
- 中度主动脉瓣狭窄：压力阶差在 25～39 mmHg 之间
- 重度主动脉瓣狭窄：压力阶差≥40 mmHg

A

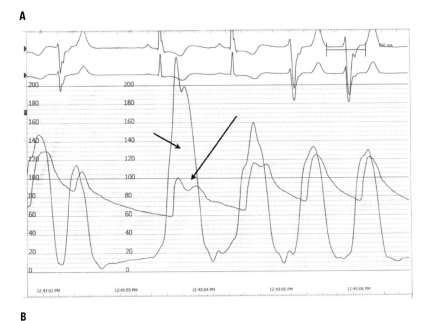

B

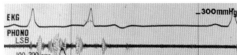

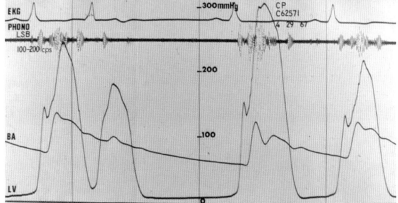

图18.6 Brockenbrough-Braunwald-Morrow 征的三种不同压力曲线。**A.** Brocken-brough-Braunwald-Morrow 征提示左心室到主动脉压力阶差增大（短箭头），主动脉压力曲线呈"尖峰-圆顶"型（长箭头）。**B.** Brockenbrough-Braunwald-Morrow 征提示左心室到主动脉压力阶差增大伴有心音图上的杂音。在随后的早搏压力阶差缩小，间期过后的心搏压力阶差增大更为明显，心音图上杂音波幅更大，主动脉压力曲线呈"尖峰-圆顶"型。**C.** 左心导管检查时同时监测左心室和股动脉鞘内压力。室性早搏后的心搏左心室和股动脉压力阶差变大，短箭头指示主动脉压力曲线，长箭头指示左心室压力曲线

C

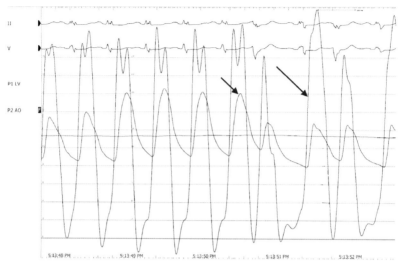

图 18.6（续）

多巴酚丁胺和硝普钠在主动脉瓣膜狭窄的应用方法

对低心排血量、低跨瓣压差的主动脉瓣狭窄患者，在心导管室中应用多巴酚丁胺和硝普钠的方案如下[7]：

多巴酚丁胺方案

以 5.0 μg/(kg·min) 开始静脉滴注，每 5 min 增加 5.0 μg/(kg·min)，最高剂量为 20 μg/(kg·min)。测量并记录基线状态和多巴酚丁胺输注的每个阶段结束时的平均主动脉瓣跨瓣压差。使用 Fick 方程计算和记录基线心排血量（CO）和每搏量（SV），并在多巴酚丁胺输注的每个阶段结束时重复这些计算。预定的终点是：多巴酚丁胺的最大剂量为 20 μg/(kg·min)，平均梯度≥40 mmHg，CO 增加≥50%，或出现不能耐受的症状或副作用时。

硝普钠方案

以 0.25 μg/(kg·min) 开始静脉输注，每 5 min 增加 0.25 μg/(kg·min) 滴定至 1.5 μg/(kg·min) 的最大剂量，或者直到主动脉压平均值降至 65～70 mmHg 为止。测量并记录基线状态和硝普钠输注的每个阶段结束时的平均主动脉瓣跨瓣压差。通过使用 Fick 方程计算和记录基线 CO 和 SV，在硝普钠输注的每个阶段结束时重复计算。

肺动脉瓣狭窄

评价肺动脉瓣狭窄的步骤如下：

步骤 1：用 7 或 8 Fr 的鞘管两根分别置入中心静脉，一根 4 Fr 鞘管置入股动脉。

步骤 2：Swan-Ganz 漂浮导管放置于 IVC 测量氧饱和度，并将导管送入 SVC 测量氧饱和度。然后，后撤导管测量 RA 的氧饱和度。接下来将导管送入 RV 和 PA（用软直头导丝通过肺动脉瓣）。测量主、肺动脉的氧饱和度并记录肺动脉压。在左侧心腔时，测量左心室及升、降主动脉的氧饱和度。如果通过测量结果怀疑存在分流，需要进行完整的分流检查。

步骤 3：在 RV 内放置另一根 Swan-Ganz 漂浮导管，记录 RV 压力，然后 PA 和 RV 压力同时分别以 50 和 100 mm/s 速度、0～100 mmHg 和 0～50 mmHg 标度记录。测量平均压力阶差。进行同步测量时，最重要的是保证高质量的压力监测曲线，这样才能准确计算出跨肺动脉瓣的峰-峰平均压力梯度。应分别测量患者在正常窦性心律和心房颤动心率下 5～10 个心动周期的平均压力阶差。在回撤导管时记录峰-峰压力阶差变化（图 18.7）。有时，会在经过漏斗部时发现额外的压力阶差，多由严重的肥厚型心肌病造成。在这种情况下，术者可能要考虑用猪尾导管或 Berman 导管进行右心室造影明确漏斗部的梗阻，在左侧位以 15 ml/s 的速度注射总量 45 ml 的造影剂可以看到梗阻部位的情况。

- 轻度肺动脉瓣狭窄：压力阶差＜30 mmHg
- 中度肺动脉瓣狭窄：压力阶差在 30～60 mmHg 之间
- 重度肺动脉瓣狭窄：压力阶差＞60 mmHg

在 AP 或 RAO＋头位 10°～20°的投照位，用猪尾导管或 Berman 导

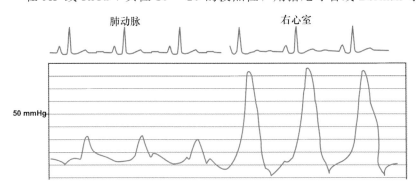

图 18.7　肺动脉狭窄时从肺动脉到右心室回撤导管的压力曲线

管以 25 ml/s 的速度注射总量 50 ml 的造影剂可以看到肺动脉瓣反流。

二尖瓣狭窄

在心导管室为二尖瓣狭窄患者行有创的心导管检查时，术者可能会观察到以下血流动力学现象：LA 压力增高，继发心房早期收缩力增加的 PAWP 压力曲线中"a"波显著，左心室充盈减慢所致的 PAWP 压力曲线中"y"波变钝（图 18.8），PA 压力升高，PAWP 和左心室舒张压（LVDP）之间出现压力阶差[7]。

图的左侧是原始记录曲线，右侧是进行分析的曲线。选择舒张期压力阶差计算程序，心排血量（CO）由 Fick 公式进行计算，计算机使用 Gorlin 公式获得瓣膜面积 1.29 cm²。同步 LV/PAWP 曲线以 50 mmHg 为标度记录，注意心电图中的"二尖瓣型 p 波"。

步骤 1：在中心静脉放置一个 7～8 Fr 的鞘，在股动脉放置一个 4 Fr 的鞘。

步骤 2：Swan-Ganz 漂浮导管放置于 IVC 测量氧饱和度，并将导管送入 SVC 测量氧饱和度。然后，后撤导管测量 RA 的氧饱和度。接下来将导管送入 RV 和 PA 记录压力。测量 PA 和主动脉/股动脉的氧饱和度。将 MP 导管或猪尾导管放置在 LV，记录 LVEDP。向前推送 Swan-Ganz 漂浮导管至 PAWP 位置测量压力，随后以 100 mm/s 速度和 0～50 mmHg 标度同步记录 LVDP 和 PAWP，测量平均压力阶差（图 18.9）。在左侧心腔时，测量左心室及升、降主动脉的氧饱和度。当需

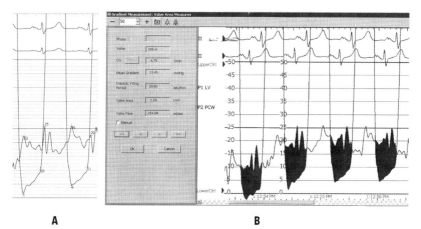

图 18.8 两例二尖瓣狭窄患者的左心室压力和肺动脉楔压同步监测

要矫正 PAWP 和 LVDP 曲线的不匹配时，高质量的压力监测曲线是正确计算平均压力阶差的保证。应分别测量患者在正常窦性心律和心房颤动心率下 5～10 个心动周期的平均压力阶差。

步骤 3：如果通过氧饱和度测量结果怀疑存在分流，需要进行完整的分流检查。

理想状态下，穿间隔方式可以更准确地测量 LA 压力，在有合并症时（如阻塞性气道疾病、三房心或肺静脉阻塞性疾病），用 PAWP 来代表 LA 压力并不准确。

- 正常二尖瓣面积（MVA）：4～6 cm²
- 轻度二尖瓣狭窄：MVA≤2 cm²
- 中度二尖瓣狭窄：MVA≤1.5 cm²
- 重度二尖瓣狭窄：MVA<1 cm²
- 平均二尖瓣跨瓣压差：
  - 轻度二尖瓣狭窄：<5 mmHg
  - 中度二尖瓣狭窄：5～10 mmHg
  - 重度二尖瓣狭窄：>10 mmHg

三尖瓣狭窄

在心导管室为三尖瓣狭窄患者行有创的心导管检查时，术者可能会观察到以下的血流动力学现象：RA 压力增高，继发于心房早期收缩力增加的 RA 压力曲线中"a"波显著增高，RV 充盈减慢所致的 RA 压力曲线中"y"波变钝，RA 和 RV 平均舒张压之间出现压力阶差。

步骤 1：用两根 7 或 8 Fr 的鞘管分别置入中心静脉，一根 4 Fr 鞘管置入股动脉。

步骤 2：Swan-Ganz 漂浮导管放置于 IVC 测量氧饱和度，并将导管送入 SVC 测量氧饱和度。然后，后撤导管测量 RA 的氧饱和度。接下来将导管送入 RV 和 PA（用软直头导丝通过肺动脉瓣）。测量主动脉/股动脉、肺动脉的氧饱和度并记录肺动脉压，撤回导管至 RV 测量 RV 压力。如果通过测量结果怀疑存在分流，需要进行完整的分流检查。

步骤 3：在 RV 内放置另一根 Swan-Ganz 漂浮导管，记录 RA 压力，然后 RA 和 RV 压力同时以 100 mm/s 速度和 0～50 mmHg 标度记录。测量平均压力阶差（图 18.10）。进行同步测量时，最重要的是保证高质量的压力监测曲线，这样才能准确计算出跨三尖瓣的平均压力阶差。应分别测量患者在正常窦性心律和心房颤动心率下 5～10 个心动周

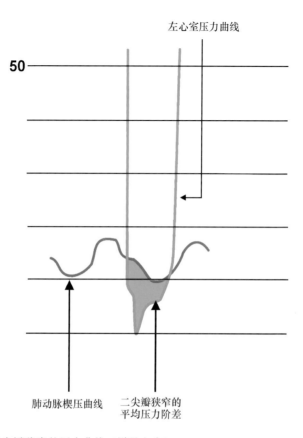

左心室压力曲线

50

肺动脉楔压曲线　二尖瓣狭窄的
平均压力阶差

图 18.9 二尖瓣狭窄的压力曲线（详见文中）

期的平均压力阶差。

- 正常三尖瓣面积：6~7 cm²
- 三尖瓣面积≤1.0 mm² 被认为严重狭窄。
- 平均三尖瓣跨瓣压差≥4 mmHg 将使 RA 压力升高：
  - 轻度三尖瓣狭窄：<3 mmHg
  - 中度三尖瓣狭窄：<5 mmHg
  - 重度三尖瓣狭窄：≥5 mmHg

三尖瓣反流

三尖瓣反流在 RAO＋头位 10°~20°时容易显示，用猪尾导管或 Berman 导管以 15 ml/s 的速度注射总量 45 ml 的造影剂进行造影。

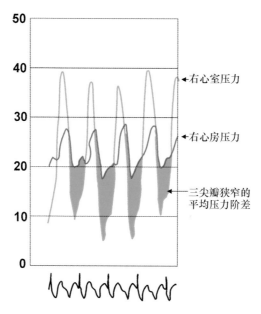

图 18. 10 三尖瓣狭窄的压力曲线（详见文中）

深呼吸时的血流动力学曲线分析可以帮助严重三尖瓣反流和缩窄性心包炎的鉴别诊断（图 8.11）。吸气时，RVEDP 和 LVEDP 之间的压力阶差在严重三尖瓣反流时更明显（图 18.11A，大箭头），在缩窄性心包炎时不明显（图 18.11B，箭头）。而且，严重三尖瓣反流时 RV 舒张早期充盈波形的高度和斜率更为突出（图 18.11A，小箭头），缩窄性心包炎则没有这种现象[10]。图 18.12 A~C 是分别从股静脉、右心房和右心室记录到的严重三尖瓣反流患者的血流动力学压力曲线。

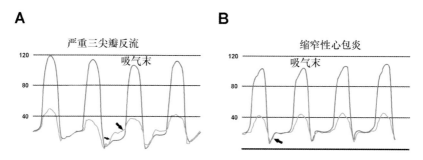

图 18. 11 三尖瓣重度反流（**A**）和缩窄性心包炎（**B**）的血流动力学差异（详见文中）

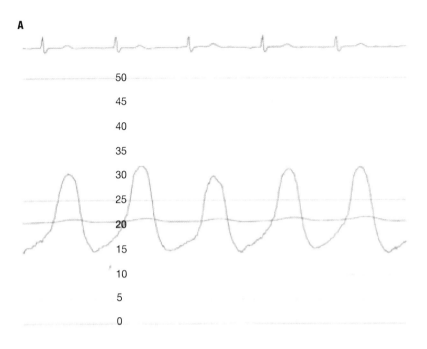

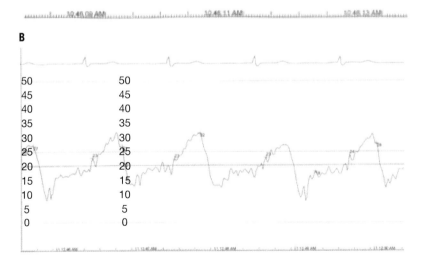

图 18.12 三尖瓣重度反流的血流动力学变化。**A.** 从股静脉鞘检测到由下腔静脉传至股静脉的压力曲线呈现出大"V"型。**B.** 右心房压力监测曲线呈现类似右心室的反流"v"波，这与严重三尖瓣反流的表现相符。**C.** 右心室压力曲线近似正常，并与右心房压力曲线类似

c

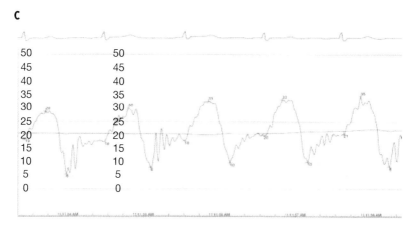

图 18.12（续）

主动脉瓣反流（AR）

步骤 1：从股动脉置入一 6 F 长鞘（45 cm）。

步骤 2：沿导丝送入直猪尾导管至升主动脉近端窦管结合部上方。

步骤 3：猪尾导管通过主动脉瓣，同步记录 LV 和主动脉内压（图 18.13）。注意 LVEDP 和主动脉舒张末压的幅度。

步骤 4：将猪尾导管撤回至升主动脉近端窦管结合部。使用双平面 LAO 60° 和 RAO 45°，以 25 ml/s 的速度注射总量 75 ml 的造影剂进行造影。记录主动脉瓣反流的严重程度。

- 1+或轻度 AR：模糊、不完全的 LV 显影并且造影剂迅速消失
- 2+或中度 AR：模糊、但完全的 LV 显影并且造影剂迅速消失
- 3+或中重度 AR：主动脉和 LV 显影程度相当，造影剂较快消失
- 4+或重度 AR：LV 显影较主动脉深，造影剂缓慢消失

二尖瓣反流（MR）

步骤 1：用一根 6 Fr 鞘管置入股动脉。

步骤 2：用一根 7～8 Fr 鞘管置入股静脉。

步骤 3：Swan-Ganz 漂浮导管放置于 PA。

步骤 4：沿导丝送入 6 Fr 成角猪尾导管至 LV。

步骤 5：Swan-Ganz 漂浮导管送至 PA 楔压位置。

步骤 6：以 50 mmHg 标度同时记录 PAWP 和 LVEDP（图 18.14）。

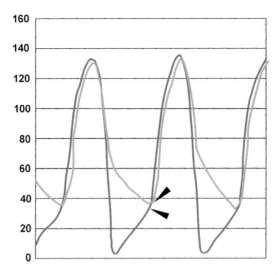

图 18.13 急性主动脉瓣反流的血流动力学改变表现为左心室和主动脉舒张末压相等（详见文中）

步骤 7：使用双平面左心室造影。LAO 45°加头位成角和 RAO 45°，以 12～15 ml/s 的速度注射总量 50 ml 的造影剂，注射上升速率 0.4，压力 600 PSI。

记录二尖瓣反流的严重程度：

- 1＋或轻度 MR：LA 内造影剂在每次心搏都迅速消失，LA 从未完整显影。
- 2＋或中度 MR：LA 内造影剂单次心搏无法清除，LA 整体显影模糊。
- 3＋或中重度 MR：2～3 次心搏后造影剂充盈整个 LA，LA 和 LV 显影强度相当。
- 4＋或重度 MR：单次心搏 LA 完全深染显影，造影剂回流至肺静脉。

肥厚型心肌病

肥厚型心肌病患者根据其血流动力学状态的不同分为三类：

1. 患者在休息时存在左心室梗阻，峰-峰压力阶差≥30 mmHg。
2. 患者存在严重的动力性左心室梗阻，激发状态的峰-峰压力阶差≥50 mmHg。
3. 患者没有左心室梗阻，休息或激发状态的峰－峰压力阶差

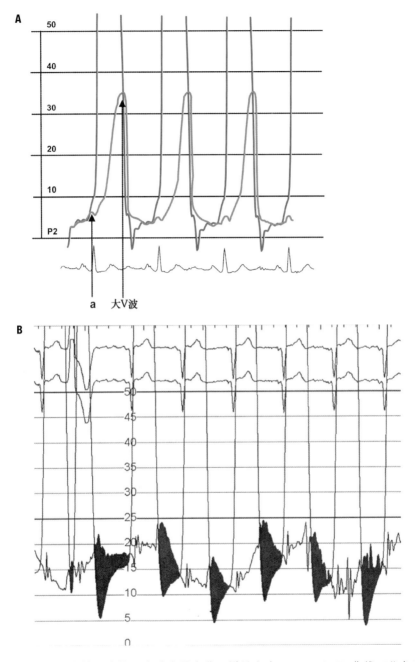

图 18.14 二尖瓣反流的血流动力学变化（详见文中）。**A.** PAWP 曲线（蓝色）上的大"V"波；**B.** 患者的压力曲线。同步监测左心室和 PAWP 显示轻度增大的"v"波，提示存在二尖瓣反流，但舒张末期二者之间无压力阶差提示不存在二尖瓣狭窄

< 30 mmHg。

在心导管室评估肥厚型梗阻性心肌病时，可采用下列步骤：

步骤 1：将一个 6～7 Fr、长 45～60 cm 的鞘管插入股动脉。同时测量 SVC 的血氧饱和度。

步骤 2：将一个 4～5 Fr 的端孔 MP 导管通过动脉鞘插入升主动脉的近端。同时记录 MP 导管头端和股动脉鞘的压力，并记录差异。还要注意压力曲线上"尖峰-圆顶"图形轮廓（快速收缩压上升，随后压力轻微下降，之后出现二次峰值）（图 18.15）。

步骤 3：将端孔 MP 导管穿过主动脉瓣送入左心室腔，记录左心室压力，同时记录测量左心室和股动脉压力曲线。注意压力的基线差异，并加入 delta 压力的计算中（股动脉鞘压力减去升主动脉压力），以计算峰-峰压力梯度。嘱患者呼气并进行 Valsalva 动作，同时记录左心室和股动脉鞘的压力。然后用导管头端触及心内膜触发室性期前收缩（PVC），同时记录压力（以 50～100 mm/s 速度，压力标度 0～200 mmHg，必要时采用 0～400 mmHg 标度）。如果存在动力性阻塞，Valsalva 动作将引起压力阶差的变化或基线压力阶差的增加。在 PVC 后的一跳，伴随主动脉脉压的下降将出现新的压力阶差或原有压力阶差的增加（Brocken-

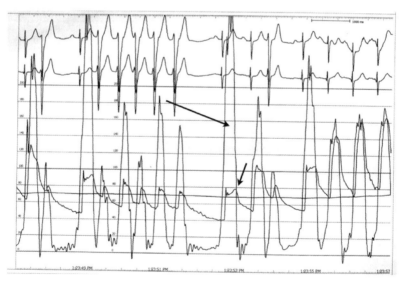

图 18.15 左心导管检查时监测股动脉鞘和左心室压力。注意有可能是导管诱发的室性心动过速。前 5 次心搏后出现代偿间期。而在早搏后的心搏，左心室压力显著增高，超过了 200 mmHg 的标度（长箭头），股动脉压力曲线呈现"尖峰-圆顶"样形态（短箭头）

brough-Braunwald-Morrow 征象）（图 18.16）[9]。缓慢回拉导管同时记录压力，并重复前面描述的动作来定位左心室梗阻部位。除非存在主动脉瓣狭窄，否则压力梯度会在穿过主动脉瓣之前消失。有时候压力梯度也可以通过 Valsalva 动作结合 PVC 诱发来显示。

步骤 4：如果 LVEDP≤30 mmHg，可以进行左心室造影来达到以下目的：①显示二尖瓣反流的存在和评估严重程度；②在左心室流出道明显梗阻的情况下，在心室收缩期出现香蕉样左心室。在心室收缩期出现铁锹样左心室是心尖肥厚型心肌病（Yamaguchi 变异型）的表现。

步骤 5：取出导管，冲洗鞘，进行选择性冠状动脉造影。有时，在有重度室间隔肥厚的情况下，冠状动脉造影可能显示冠状动脉间隔支收缩期明显受压，左前降支动脉收缩期呈"锯鱼"型狭窄。肥厚型心肌病患者也可能存在心肌桥。

理想情况下经穿间隔途径记录左心室压力的有创检查结果更加精确，这样可以避免导管滞留和缠绕二尖瓣前外侧瓣叶。此外，激发试验还可以采用诸如吸入亚硝酸异戊酯和静滴异丙肾上腺素。最后，当进行选择性冠状动脉造影时，为了评估是否可以选用乙醇室间隔消融术替代外科手术，选择可以让 LAD 间隔支动脉充分显影的角度是非常重要的。

心脏压塞

当心脏压塞明确诊断后，唯一有效的治疗方法是尽快清除心包内容物。该手术过程最好在心导管室进行[11]。关于这个手术的操作过程，可参考第十四章。

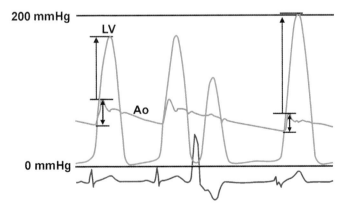

图 18.16 肥厚型心肌病和 Brockenbrough-Braunwald-Morrow 征的压力曲线（详见文中）。LV：左心室；AO：主动脉

在心导管室中治疗可疑心脏压塞患者时的步骤如下：

步骤 1：穿刺中心静脉（颈内静脉或股静脉）并置入一个 7～8 Fr 鞘管。获取 SVC 中的氧饱和度。

步骤 2：将一个 4 Fr 鞘插入股动脉（FA）并记录压力曲线（注意奇脉）（图 18.17A）

步骤 3：将一个 Swan-Ganz 导管插入 RA 并记录压力曲线（注意"y"波钝化和 RA 压力升高）（图 18.17B）

步骤 4：将 Swan-Ganz 导管送入 RV，然后到 PA，然后到 PA 楔压位置。在导管前进的过程中，记录每个心腔的压力（注意舒张压是否始终一致）；在 PA 和 FA 中测得 O₂ 饱和度（运用 Fick 公式计算 CO），将 Swan-Ganz 导管留在 PA 中。

步骤 5：患者上半身置于 30°～45°角的位置，穿刺心包腔，将猪尾引流导管送入心包。同时记录心包压（Pp）和肺动脉楔压、Pp 和 PAP、Pp 和 RVP、Pp 和 RAP（慢速，50 mm/s 和 0～50 mmHg 压力标度），注意心包压力作用下心舒张压的同一化。

步骤 6：彻底抽净心包积液，通过 Fick 方法重新检测 CO，记录右

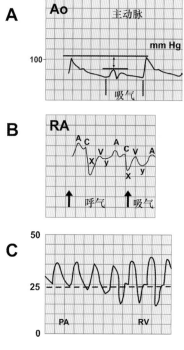

图 18.17 心脏压塞患者的血流动力学表现（详见文中）。A. 奇脉；B. "y"波粗钝；C. 舒张期压力趋同。RA：右心房；PA：肺动脉；RV：右心室

心压力，并记录压力曲线。如果压力曲线为限制性，则渗出性-限制性心包炎可明确诊断。

限制型心肌病与缩窄性心包炎

尽管非侵入性影像检查已有了显著的进步，但限制型心肌病与缩窄性心包炎之间的鉴别诊断仍然很困难（表 18.1），经常需要心导管术来准确评估左右心的血流动力学改变[7]。

在心导管室评估限制型心肌病和缩窄性心包炎时的步骤如下：

步骤 1：穿刺中心静脉（颈内静脉或股静脉）并置入一个 7～8 Fr 鞘管。

步骤 2：穿刺股动脉并置入一个 4 Fr 鞘管，记录动脉压。

步骤 3：将一个 Swan-Ganz 导管插入 RA 并记录压力曲线（注意显著的"a"波及显著的"x"波下降支，"y"波陡然下降和 RA 压力升高）（图 18.18）。

步骤 4：Swan-Ganz 导管进入 RV、PA，再到 PAW 位置。在导管前进的过程中，记录每个点的压力。记录 RV 压力曲线的波形，寻找"平方根"标志；偶尔可以在单纯缩窄性心包炎患者中观察到 RV 舒张早期负压。在 PAW 位置，从 Swan-Ganz 导管的远端和近端口同时记录 PAWP 和 RAP，并检查是否与呼吸一致。将 Swan-Ganz 导管置于 PA，测量 PA 和股动脉中的氧饱和度，以便通过 Fick 计算 CO。

表 18.1　限制型心肌病与缩窄性心包炎

血流动力学指标	单纯缩窄	单纯限制
RV 收缩压≤50～55 mmHg	（＋）	（－）
LVEDP－RVEDP＜5 mmHg	（＋）	（－）
RVEDP＞RV 收缩压/3	（＋）	（－）
收缩面积指数*＞1.1	（＋）	（－）
吸气时 LVDP 与平均 PAWP 之间的差异↓	（＋）	（－）
吸气时 RA 平均压↓＜5 mmHg	（＋）	（－）
LV 快速充盈波≤7 mmHg	（＋）	（－）

* 收缩面积指数定义为吸气相与呼气相 RV 面积（mmHg×s）与 LV 面积（mmHg×s）的比值

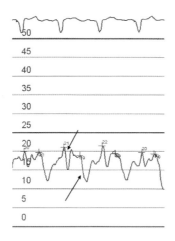

图 18.18 缩窄性心包炎患者右心房压力曲线中出现显著的 "x" 波下降支（短箭头）和 "y" 波下降支（长箭头）

步骤 5：将成角猪尾导管沿导丝经股动脉鞘进入左心室，并记录左心室压力。同时记录（慢速，50 mm/s 和 0～50 mmHg 压力标度）LV和 PAWP、LV 和 PAP、LV 和 RV 压力，先用 0～50 mmHg 的压力标度，再用 0～200 mmHg 压力标度。最后用 0～50 mmHg 压力标度测量LV 和 RA 压力。这些同时记录的压力应在自由呼吸状态下进行（图18.19 和图 18.20）。

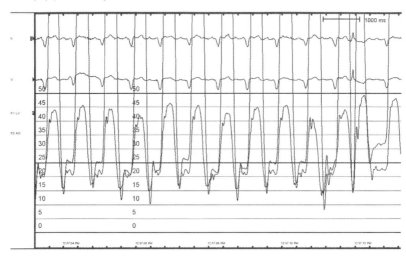

图 18.19 同步监测右心室和左心室的压力曲线，舒张末期二者压力相等或差异在5 mmHg 以内。吸气时，右心室压力增加而左心室压力下降

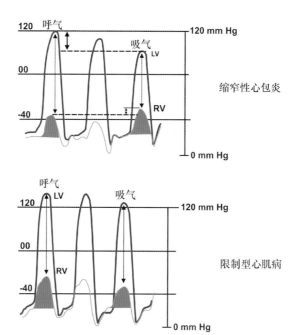

图 18. 20　缩窄性心包炎（**A**）和限制型心肌病（**B**）的血流动力学差异（详见文中）。LV：左心室；RV：右心室

步骤 6：记录左心室到主动脉压力梯度；通过导丝撤出猪尾导管，并将三通管直接连接到动脉鞘。

步骤 7：撤出 Swan-Ganz 漂浮导管，冲洗导管，并将其放置在旁边以备需要反复使用。

肺动脉高压

在心导管室评估肺动脉高压患者的步骤如下：

步骤 1：将 7 或 8 Fr 的鞘置于股静脉内。

步骤 2：在肺动脉内置入肺动脉导管，记录肺动脉压和肺动脉楔压（在呼气末测量）。

步骤 3：如果平均肺动脉压≥30 mmHg 且肺血管阻力＞3 Wood 单位，在股动脉内置入 4 Fr 的鞘，然后将成角的猪尾导管置入左心室并测量 LVEDP（在呼气末测量）。利用主动脉和肺动脉基线水平的氧饱和度，通过 Fick 公式计算跨肺压差和心排血量（CO）/心脏指数（CI）。如果跨肺压差≥15 mmHg 且 LVEDP≤15 mmHg，就要进行腺苷和前列环素试验（见下文）。如果达到了血管反应性肺动脉高压的标准（即平均肺动脉压下降＞10 mmHg，并下降到＜40 mmHg），再次通过 Fick 公式测量并记录 CO/CI。2 型肺动脉高压患者应进行硝普钠试验（见下文）。

患者应该没有腺苷或前列环素的禁忌证。如果患者存在腺苷或前列环素禁忌证，可以吸入 NO（80 ppm 不少于 10 min）。临床医生必须记住，这些药物会导致右向左血液分流的急剧增加，使顺应性差的左心室压力超负荷，并导致肺水肿。对二尖瓣狭窄或三房心患者禁用此检查[2]。手术前不需要镇静。

应用腺苷试验评估平均肺动脉压≥30 mmHg 且 LVEDP ≤15 mmHg 的肺动脉高压患者中肺血管反应性

准备：

将 4 瓶腺苷（每瓶浓度 90 mg/30 ml，共计 360 mg/120 ml）加入 100 ml 生理盐水袋中混匀。

注射：

用量：50～400 μg/(kg·min)

起始剂量：50 μg/(kg·min)

递增滴定：每 2 min 增加 50 μg/(kg·min)

最大剂量：400 μg/(kg·min)

监测：

每隔 2 min 观察血压、心率、氧饱和度、平均肺动脉压、心排血量情况。出现下列情况之一则停止注射：

- 收缩压＜85 mmHg 或收缩压下降程度大于基线水平的 30%
- 心率＞100 次/分或大于基线的 40%
- 无法耐受的不良反应（头晕、呼吸困难、头痛、恶心）
- 与心动过缓（＜50 次/分）相关的症状性低血压
- 已达到腺苷最大剂量或已实现血流动力学目标

血流动力学目标：

平均肺动脉压下降程度＞10 mmHg，并下降到＜40 mmHg，且伴有心排血量恢复正常或增加，提示肺血管反应性正常[2]。达到任一终点后就要停止注射，并继续监测指标。

应用前列环素试验评估平均肺动脉压≥30 mmHg 且 LVEDP≤15 mmHg 的肺动脉高压患者中肺血管反应性

注射：

用量：2.0～10.0 ng/(kg·min)

起始剂量：2.0 ng/(kg·min)

递增滴定：每 10 min 增加 1.0 ng/(kg·min)

最大剂量：10.0 ng/(kg·min)

监测：

每隔 10 min 观察血压、心率、氧饱和度、平均肺动脉压、心排血量情况。出现下列情况之一则停止注射：

- 收缩压<85 mmHg 或收缩压下降程度大于基线水平的 30%
- 心率>100 次/分或大于基线的 40%
- 无法耐受的不良反应（头晕、呼吸困难、头痛、恶心）
- 饱和度下降和气体交换障碍
- 已达到前列环素最大剂量
- 已实现血流动力学目标（同上）

应用硝普钠试验评估平均肺动脉压≥30 mmHg 且 LVEDV ≥15 mmHg 的 2 型肺动脉高压患者中肺血管反应性

起始在血管内注射 0.25 μg/(kg·min)，每 5 min 加量 0.25 μg/(kg·min) 直至最大剂量 1.5 μg/(kg·min) 或平均主动脉压降至 65～70 mmHg，无论达到上述哪一项均要停止注射。测量并记录基线水平和硝普钠输注各阶段末的 LVEDP、平均主动脉压及肺动脉压。利用 FICK 公式计算并记录基线水平的心排血量（CO）及每搏量（SV）；并在硝普钠输注各阶段末重复计算。

血流动力学目标：

同上。

单纯的心脏分流

在心导管室中评估单纯心脏分流患者的步骤如下：

步骤 1：在中心静脉放置一个 7～8 Fr 的鞘，在股动脉放置一个 4 Fr 的鞘。

步骤 2：在下腔静脉放置 Swan-Ganz 漂浮导管测量氧饱和度，并将导管送入上腔静脉测量氧饱和度。然后测量右心房的氧饱和度。接下来测量右心室的氧饱和度。还要测量主肺动脉、左右肺动脉及肺动脉楔压处的氧饱和度。在左侧心腔时，测量左心室及升、降主动脉的氧饱和度。

步骤 3：如果怀疑存在心脏分流，应重复测量，并对所得数据进行分析。

- 心房部位的分流：从上腔静脉到右心房氧饱和度上升≥7%
- 心室部位的分流：从右心房到右心室氧饱和度上升≥5%
- 肺动脉部位的分流：从右心室到肺动脉氧饱和度上升≥5%
- 任何部位的分流（上腔静脉到肺动脉）：氧饱和度上升≥7%
- 上腔或下腔静脉的分流：部分异常肺静脉回流
- 心房水平的分流：房间隔缺损，室间隔缺损合并三尖瓣反流，局部肺静脉异常分流，主动脉窦破裂，冠状动脉右房瘘，Gerbode 缺损
- 心室水平的分流：室间隔缺损，动脉导管未闭合并肺动脉瓣反流，原发房间隔缺损，冠状动脉右室瘘
- 肺动脉水平的分流：动脉导管未闭（右肺动脉氧饱和度通常低于左肺动脉氧饱和度），主-肺动脉窗，异常起源于肺动脉的冠状动脉

分流部位的血管造影：

室间隔缺损：心室造影时，LAO 70°＋头位 20°投照可观察室间隔中部缺损，正侧位或右前斜位投照可观察室间隔前部缺损。

动脉导管未闭：主动脉造影时正侧位投照。

房间隔缺损：LAO 30°～40°＋头位 40°。

Gerbode 缺损（左心室-右心房分流）：心室造影时，LAO 20°＋头位 40°投照。

参考文献

1. El-Menyar AA, Al Suwaidi J, Holmes DR, Jr. Left main coronary artery stenosis: state-of-the-art. *Curr Probl Cardiol.* 2007;32(3):103-193.

2. Casserly IP, Messenger JC. Technique and catheters. *Cardiol Clin.* 2009; 27:417-432.

3. Angelini P. Coronary artery anomalies: an entity in search of an identity. *Circulation.* 2007;115(10):1296-1305.

4. Zaya M, Mehta PK, Merz CN. Provocative testing for coronary reactivity and spasm. *J Am Coll Cardiol.* 2014;63(2):103-109.

5. Ong P, Athanasiadis A, Sechtem U. Patterns of coronary vasomotor responses to intracoronary acetylcholine provocation. *Heart.* 2013;99:1288-1295.

6. Corban MT, Hung OY, Eshtehardi P, et al. Myocardial bridging: contemporary understanding of pathophysiology with implications for diagnostic and therapeutic strategies. *J Am Coll Cardiol.* 2014;63(22):2346-2355.

7. Nishimura RA, Carabello BA. Hemodynamics in the cardiac catheterization laboratory of the 21st century. *Circulation.* 2012;125(17):2138-2150.

8. Carabello BA, Barry WH, Grossman W. Changes in arterial pressure during left heart pullback in patients with aortic stenosis: a sign of severe aortic stenosis. *Am J Cardiol.* 1979;44(3):424-427.

9. Brockenbrough EC, Braunwald E, Morrow AG. A hemodynamic technique or the detection of hypertropic subaortic stenosis. *Circulation.* 1961;23:189-194.

10. Jaber WA, Sorajja P, Borlaug BA, Nishimura RA. Differentiation of tricuspid regurgitation from constrictive pericarditis: novel criteria for diagnosis in the cardiac catheterisation laboratory. *Heart.* 2009;95(17):1449-1454.

11. Meltser H, Kalaria VG. Cardiac tamponade. *Catheter Cardiovasc Interv.* 2005;64(2):245-255.

第十九章

常用公式和正常值

"我的观点是所有自然事物都有数学规律。"

——René Descartes

平均动脉压（MAP）和脉压

MAP＝1/3×SBP＋2/3×DBP
脉压＝SBP－DBP

心腔位置	正常压力范围
左心室舒张末压	4～12 mmHg
平均肺动脉楔压	2～12 mmHg
肺动脉压 a 波	3～15 mmHg
肺动脉压 v 波	2～12 mmHg
平均肺动脉压	10～16 mmHg
肺动脉收缩压	16～30 mmHg
肺动脉舒张压	4～12 mmHg
右心室收缩压	16～30 mmHg
右心室舒张末压	1～8 mmHg
右心房平均压	1～7 mmHg
右心房压 a 波	2～8 mmHg
右心房压 v 波	2～8 mmHg

心排血量（CO）、心脏指数（CI）、每搏量（SV）、每搏指数（SVI）和射血分数（EF）	
SV＝LVEDV－LVESV	正常 SV＝70～95 ml
	正常 LVESVI＝20～35 ml/m²
SVI＝SV/BSA	正常 SVI＝35～60 ml/m²
CO＝SV×HR	正常 CO＝5.2～7.5 L/min
CI＝CO/BSA	正常 CI＝2.6～4.2 L/（min·m²）
EF＝（LVEDV－LVESV）/LVEDV	正常 EF＝60%～75%
	正常 LVEDVI＝60～90 ml/m²

体循环血管阻力（SVR）和肺循环血管阻力（PVR）	
SVR＝（MAP－CVP）/CO	正常 SVR＝800～1600 dynes/(s·cm^{-5}) 10～20 Wood Units
PVR＝（平均 PAP－PAWP）/CO	正常 PVR＝40～130 dynes/(s·cm^{-5})，或 0.5～1.6 Wood Units

心内左向右分流的简化计算公式
Qp/Qs＝（动脉 O$_2$ 饱和度－混合静脉 O$_2$ 饱和度）/（PAWP O$_2$ 饱和度－PA O$_2$ 饱和度）
Qp－Qs＝单纯左向右分流量
Qs－Qp＝单纯右向左分流量

心排血量计算公式
体循环 CO＝O$_2$ 耗量/13.4×Hgb×（动脉 O$_2$ 饱和度－混合静脉 O$_2$ 饱和度）
肺循环 CO＝O$_2$ 耗量/13.4×Hgb×（PAWP O$_2$ 饱和度－PA O$_2$ 饱和度）
混合静脉 O$_2$ 饱和度＝（3×SVC O$_2$ 饱和度＋IVC O$_2$ 饱和度）/4
O$_2$ 耗量＝体重（kg）×3；O$_2$ 耗量范围＝110～150 ml/(min·m²)
O$_2$ 耗量＝体表面积（m²）×126

心腔位置	O$_2$ 饱和度正常范围
主动脉	92%～98%
左心室	92%～98%
左心房	92%～98%
肺动脉楔压	92%～98%
肺动脉	65%～85%
右心室	65%～85%
右心房	65%～85%
上腔静脉	65%～75%
下腔静脉	65%～87%

从上腔静脉到肺动脉，如果 O_2 饱和度差值大于 7%，怀疑存在左向右分流。

瓣口面积
Gorlin 公式
主动脉瓣瓣口面积（cm^2）＝CO（ml/min）/［$44.5 \times$ 收缩期血流时间（s）$\times$ 心率 $\times \sqrt{\text{平均跨主动脉瓣压力阶差}}$］

二尖瓣瓣口面积（cm^2）＝CO（ml/min）/［$37.5 \times$ 舒张期血流时间（s）$\times$ 心率 $\times \sqrt{\text{平均跨二尖瓣压力阶差}}$］

Hakki 公式
主动脉瓣瓣口面积（cm^2）＝CO（L/min）/$\sqrt{\text{峰-峰主动脉瓣压力阶差}}$
- 如果心率＞90 次/分，结果除以 1.35

二尖瓣瓣口面积（cm^2）＝CO（L/min）/$\sqrt{\text{平均二尖瓣压力阶差}}$
- 如果心率＜75 次/分，结果除以 1.35

如果主动脉或二尖瓣反流分别与主动脉或二尖瓣狭窄并存，瓣口面积可能会被低估。因此，不建议在上述情况下用 Gorlin 公式或 Hakki 公式。

主动脉瓣瓣口面积	狭窄严重程度
AVA（cm^2）＜1.0 cm^2	重度主动脉瓣狭窄
AVA（cm^2）≤1.5 cm^2	中度主动脉瓣狭窄
AVA（cm^2）≤2.0 cm^2	轻度主动脉瓣狭窄
AVA（cm^2）＝3.0～4.0 cm^2	正常

二尖瓣瓣口面积	狭窄严重程度
MVA（cm^2）＜1.0 cm^2	重度二尖瓣狭窄
MVA（cm^2）≤1.5 cm^2	中度二尖瓣狭窄
MVA（cm^2）≤2.0 cm^2	轻度二尖瓣狭窄
MVA（cm^2）＝4.0～6.0 cm^2	正常

不同年龄、性别、心率的估计总氧耗量（ml/min）				
心率（次/分） 女性年龄	51～60	61～70	71～80	81～90	91～100
36～45	120	125	140	130	
46～55	125	115	118	125	130
56～65	105	107	110	125	135
66～75	100	105	125	120	110

心率（次/分） 男性年龄	51～60	61～70	71～80	81～90	81～100
36～45	120	135	140	150	135
46～55	120	120	130	135	135
56～65	120	120	125	125	125
66～75	115	115	125	125	